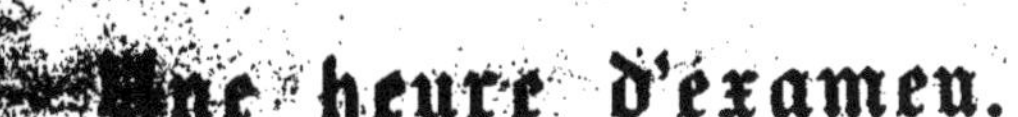

QUELQUES MOTS

SUR

L'INOCULATION DU BÉTAIL

ADRESSÉS

A M. LE DOCTEUR DIDOT

PAR

J. M. J. DE SAIVE,

Docteur en médecine, ancien membre de la Chambre des Représentants de Belgique, Ex-Directeur-Professeur à l'Ecole de Médecine vétérinaire de Liége et Secrétaire du Conseil supérieur d'Agriculture, membre correspondant de la Société centrale d'agriculture de France, de la Société d'Agriculture et des Arts du département de Seine-et-Oise, de la Société Centrale d'Agriculture du Cantal, de l'Académie du Gard, de la Société de médecine pratique de la province d'Anvers, etc.

> Combien de temps une pensée,
> Vierge obscure, attend son époux !
> Les sots la traitent d'insensée ;
> Le sage lui dit : Cachez-vous.
> Mais la rencontrant loin du monde,
> Un fou qui croit au lendemain,
> L'épouse ; elle devient féconde
> Pour le bonheur du genre humain.
> (BÉRANGER.)

PARIS,

LIBRAIRIE AGRICOLE DE DUSACQ, RUE JACOB, 26.

—

1853.

Une heure d'examen.

QUELQUES MOTS

SUR

L'INOCULATION DU BÉTAIL

ADRESSÉS

A M. LE DOCTEUR DIDOT

PAR

J. M. J. DE SAIVE

Docteur en médecine, ancien membre de la Chambre des Représentants de Belgique, Ex-Directeur-Professeur à l'Ecole de Médecine vétérinaire de Liége et Secrétaire du Conseil supérieur d'Agriculture, membre correspondant de la Société centrale d'agriculture de France, de la Société d'Agriculture et des Arts du département de Seine-et-Oise, de la Société Centrale d'Agriculture du Cantal, de l'Académie du Gard, de la Société de médecine pratique de la province d'Anvers, etc.

Combien de temps une pensée,
Vierge obscure, attend son époux!
Les sots la traitent d'insensée;
Le sage lui dit : Cachez-vous.
Mais la rencontrant loin du monde,
Un fou qui croit au lendemain,
L'épouse; elle devient féconde
Pour le bonheur du genre humain.
(BÉRANGER.)

PARIS,

LIBRAIRIE AGRICOLE DE DUSACQ, RUE JACOB, 26.

—

1853.

Paris, Imprimerie d'Aubusson et Kugelmann,
13, rue de la Grange-Batelière.

§ 1.

Tout le monde a conservé le souvenir du bruit qui se fit à propos d'une découverte, dont l'effet devait être de prévenir la pleuropneumonie exsudative des bêtes bovines.

Monsieur le Ministre de l'intérieur de Belgique, l'honorable M. Charles Rogier, dans sa vive sollicitude pour tout ce qui intéresse le premier élément de la fortune publique, s'est empressé de choisir parmi les hommes spéciaux du pays, ceux qui, par leur savoir et leur impartialité, offraient le plus de garanties pour examiner le travail que lui avait présenté M. le docteur Willems, et soumettre à des expériences complètes le procédé que ce jeune médecin disait avoir découvert pour préserver les bêtes bovines de la pleuropneumonie exsudative.

Cette Commission fut composée de :

MM. le docteur Sauveur, inspecteur général du service de santé civil, secrétaire de l'Académie royale de médecine de Belgique.

Verheyen, directeur - professeur à l'école vétérinaire de Bruxelles, inspecteur du service vétérinaire de l'armée belge, vice-président de l'Académie de médecine.

Le docteur Bellefroi, chef de division de l'agriculture au ministère de l'intérieur, membre de l'Académie de médecine.

Thiernesse, professeur à l'école vétérinaire, membre de l'Académie de médecine.

Defays et Husson, vétérinaires-répétiteurs à l'école vétérinaire de Bruxelles.

MM. Douterluigne, vétérinaire du gouvernement, à Bruxelles.

Theis, médecin praticien à Bruxelles.

Le docteur Gluge, professeur à l'Université de Bruxelles.

L'Académie royale de médecine de Belgique avait chargé trois de ses membres :

MM. Fallot, ancien médecin principal de l'armée belge, vice-président de l'Académie.

Marinus, docteur en médecine, membre secrétaire adjoint de l'Académie.

Didot, docteur en médecine, membre de l'Académie ;

De suivre *les recherches et les expériences qui devaient être instituées à l'école vétérinaire de l'État, pour vérifier la méthode de M. Willems*, qui avait adressé à la compagnie le même mémoire qne celui qu'il avait remis à M. le Ministre de l'intérieur.

Lorsque l'Académie s'occupa, la première fois, du mémoire de M. Willems, M. le professeur Lombard réclama la paternité de la découverte de l'inoculation de la pleuropneumonie exsudative en ma faveur.

Divers écrits ont été publiés sur l'inoculation. Dans une première brochure, publiée le 30 août 1852, et dans une seconde qui a paru le 30 juin 1853, j'ai exposé mes titres et mes droits à la priorité de cette découverte.

La Commission belge n'a pas eu à s'occuper de mes travaux, ni de mes droits de priorité, elle s'est renfermée dans les limites du mandat qu'elle tenait du gouvernement.

Le 6 février 1853, la Commission a adressé à M. le Ministre de l'intérieur le rapport de ses travaux.

Ce document officiel, lu et approuvé en séance, est revêtu de la signature de tous les membres de la Commission, moins celle de M. Didot.

Cet honorable académicien, dans une brochure qu'il vient de publier, rend compte des motifs qui l'ont forcé à se séparer de ses collègues, pour puiser à une autre source les éléments de sa conviction sur la valeur du moyen proposé par M. Willems.

Il s'est donc rendu à Hasselt, où il a séjourné le 30 et le 31 mars 1853.

Le mémoire où M. Didot rend compte de son voyage, porte pour titre :

Deux jours à Hasselt.

Essai sur l'inoculation de la pleuropneumonie exsudative des bêtes bovines,

D'après la méthode du docteur Willems. — 236 *pages*.

Cet ouvrage, dédié à S. A. R. Monseigneur le Duc de Brabant, a été soumis à l'Académie de médecine de Belgique.

En voyant M. le docteur Didot se séparer de ses collègues, et se poser en juge souverain dans une question qui intéresse le présent et l'avenir des bêtes bovines, en l'entendant *réclamer l'indulgence et surtout l'impartialité de ses lecteurs*, plus d'une personne pourra se demander : pourquoi M. le docteur Didot s'est-il séparé de ses collègues ? Quels sont ses titres, sa compétence, son aptitude, pour entreprendre la mission agricole qu'il s'est imposée ?

Voici comment s'exprime le savant académicien liégeois avant d'entrer en matière :

« *Je combattrai de toutes mes forces le rapport de l'honorable M. Verheyen* » (le travail du président-rapporteur de la Commission instituée par le gouvernement belge). *Mais, avant d'engager la discussion, j'éprouve le besoin de déclarer qu'elle n'altérera en rien les sentiments d'affection, de haute estime et d'admiration que j'ai voués à l'honorable rapporteur ; sentiments que comprendront tous ceux qui ont pu apprécier son cœur, son caractère et son immense savoir.* »

C'est probablement afin de manifester son admiration d'une manière aussi éclatante que possible, que le fier écrivain, dont la protestation avait dû être on ne plus sensible à la Commission, dont il était membre, qu'il triture et broie le rapport de son excellent, honorable et très-savant collègue.

Mais, non content de témoigner ainsi de son affection personnelle à l'auteur du rapport, M. Didot a voulu que tous les autres membres de la Commission eussent leur part, comme lui, de flatteuse intention, et, afin que leur satisfaction fut complète, il a imaginé de faire hommage à S. A. R. Monseigneur le Duc de Brabant, à l'occasion du mariage de ce prince, de son travail sur les bêtes à cornes, où tout, jusqu'aux intentions de ses collègues, est incriminé !

Peut-être est-ce une manière habituelle à M. Didot de prouver aux gens son estime ? Ce n'est pas la manière de tout le monde.

§ II.

L'amour de la science et de la gloire ont engagé M. le docteur Didot à se séparer de ses honorables collègues, à abandonner ses nombreux clients et ses travaux habituels de cabinet, pour entreprendre une excursion à Hasselt, dans le but d'y puiser à une source pure d'exagération et de partialité, les éléments nécessaires à se former une opinion quelconque sur la valeur de l'inoculation préventive de la pleuropneumonie exsudative des bêtes bovines.

Jusqu'à la date du 30 mars 1853, le monde agricole et les vétérinaires ne s'étaient jamais aperçus de la sympathie qui vient de se révéler subitement chez M. le docteur Didot.

En parcourant la liste de ses œuvres publiées et à publier, qu'il annonce à la fin de sa brochure, je n'ai rien découvert qui pût révéler la compétence et l'aptitude du fécond écrivain pour les questions agricoles ; mais chez les hommes supérieurs vouloir c'est pouvoir.

Je n'ai pas à examiner les motifs qui ont pu porter M. Didot à se séparer de ses savants collègues et à se croire plus juste appréciateur de faits suivis et étudiés par des hommes dont tous les noms sont synonymes de science et d'impartialité. La commission doit à la confiance que le gouvernement belge lui avait accordée, elle se doit à elle-même de se justifier des attaques dont elle vient d'être l'objet. C'est à elle de se défendre comme elle pourra contre ce rude adversaire.

Dans son excursion, M. Didot n'a pas rencontré un seul cas d'insuccès, partout il n'a entendu que *des actions de grâce* en faveur de l'inoculation qui a chassé le fléau, rendu la confiance, la sécurité et la fortune à tous les *engraisseurs.*

La commission, en attribuant à la coïncidence la disparition du fléau, a manqué à son mandat et n'a point répondu à l'attente de ceux qui comptaient sur la valeur personnelle de ses membres pour obtenir une solution suffisamment motivée.

Pour disposer favorablement le lecteur, M. Didot a soin de l'avertir qu'*il n'est pas une nullité physiologique assez marquée pour désespérer de trouver l'explication d'un fait qui n'a rien que de fort naturel.*

Ensuite il pose les quatre faits suivants :

1° Qu'au mois d'avril 1852 la maladie continuait à exercer ses ravages à Hasselt et en Belgique en général.

2° Que rien n'avait pu combattre ni neutraliser l'influence épizootique.

3° Que le fléau a cessé partout où l'inoculation a été introduite.

4° Que l'inoculation suffit pour préserver le bétail.

Je n'ai pas à ma disposition tous les documents nécessaires pour apprécier les premiers faits ; d'autres, mieux placés que moi, pourront montrer quelle confiance on peut avoir dans ces assertions. M. Didot ne paraît pas avoir eu connaissance des heureux résultats obtenus par M. Willems père ; peut-être n'y a-t-il pas cru plus qu'à l'efficacité du *sulfure noir de mercure associé au calomel*, avec lequel M. Willems fils dit avoir guéri 15 bêtes pneumoniques sur 23 malades?

Je ne puis partager l'opinion de M. Didot, quand il avance que l'inoculation, comme la pratique M. Willems fils, suffit pour préserver le bétail, trop de faits ont prouvé que cette méthode est vicieuse, qu'elle repose sur une erreur.

Pour justifier son assertion, M. Didot a dû donner aux faits, consciencieusement suivis et observés, par d'autres, une explication différente. Il a eu recours à un moyen peu usité dans les discussions scientifiques, mais qui révèle chez son inventeur un certain tour original, qui, s'il n'a rien d'agréable pour ceux contre lesquels il est employé, a du moins ce grand avantage qu'il tend à abréger la discussion d'une manière très-notable, c'est de dire aux uns : vous avez mal vu, mal observé, vous ne vous y connaissez pas ; aux autres : vous êtes des ignorants systématiquement hostiles à l'inoculation. Aux membres de la commission, que, par convenance, il a bien voulu ne pas accuser d'ignorance, il leur a reproché, de la manière la plus douce et la plus délicate, de céder à un rigorisme par trop exagéré et à des préoccupations. « *Il ne suffit pas, pour être juste et impartial,* dit M. Didot (page 43), *de montrer une complaisance exagérée en faveur de l'accusation, il faut aussi respecter les droits de la défense et ne point enregistrer les cas d'insuccès, sans rechercher s'ils sont bien ou mal interprêtés.* »

M. Didot se hâte de donner immédiatement l'exemple de cette justice et de cette impartialité. Pour cela il raconte les faits survenus chez le sieur Dumoulin ; seulement, au lieu de les raconter selon ce qui en a été publié, il fait le contraire de ce qu'on fait ordinairement et adopte, afin, sans doute, de rendre l'exemple plus frappant, la version et l'interprétation de M. Willems.

Voilà ce que M. Didot appelle de la justice et de l'impartialité. D'autres diront que c'est de la complaisance.

§ III.

Comme la commission s'est attachée, dit M. Didot, AVEC UNE SOLLICITUDE TOUTE SPÉCIALE, *à diminuer la portée de l'immunité procurée par l'inoculation et même à la nier dans un certain nombre de cas, je me vois forcé de reprendre l'examen interprétatif des insuccès* AFIN DE LEUR RESTITUER LEUR VÉRITABLE SIGNIFICATION.

Ce langage modeste signifie que les membres de la commission, sous le poids de préoccupations, ont poussé le rigorisme et la partialité jusqu'à l'aveuglement. M. Didot, mieux éclairé sur la valeur des faits mal compris, sait leur restituer leur véritable signification. C'est ce qu'il essaie d'abord en contestant les chiffres de la statistique fournis par la commission, et, sans autres documents que ceux puisés dans son impartialité, il admet que les opérations s'élèvent au chiffre de plus de 8,000! Cette manière ingénieuse de poser les chiffres permettra à l'écrivain de se montrer généreux en exagérant des insuccès admis par la commission.

Quelques gouttes d'eau de plus dans un grand vase ne font pas déborder le liquide.

Quand on sait restituer aux faits leur véritable signification et donner à chacun sa valeur particulière, quelques insuccès de plus ou de moins signifient peu de chose, quand on les compare à un total général considérable.

C'est en procédant ainsi, qu'on est bien fondé à accuser une commission de produire une statistique essentiellement défectueuse, sur laquelle aucune appréciation sérieuse ne peut être basée! Cette petite leçon de statistique serait éminemment profitable au corps médical tout entier si, par mégarde, M. Didot n'avait pas oublié dans ses calculs le chapitre de la nécrologie des animaux opérés et celui des mutilations.

Cet oubli offre si peu d'importance, quand on a pris

la résolution de donner à tous les faits une signification utile, que nous ne le citons que pour mémoire.

Voici comment raisonne l'académicien impartial : tous les animaux de l'espèce bovine qui ont été inoculés étaient voués à une mort certaine; le génie épizootique, semblable à l'épée de Damoclès, était suspendu sur leurs têtes; tous seraient morts, sans une seule exception, si la lancette miraculeuse... 88 sur 8,000 ont succombé, c'est vrai, mais 7,712 bêtes ont été arrachées à l'implacable fléau ! Voilà un succès immense, il faut être mauvais citoyen pour ne pas l'admirer et rendre grâces à celui qui l'a fait obtenir. Il faut que les vétérinaires, qui ne guérissent jamais cette maladie, soient bien malveillants pour ne pas s'incliner devant un pareil succès.

Quant à la commission, elle s'est montrée tellement ingrate et déraisonnable, que M. Didot finira par paraître faible envers elle ; car, enfin, avec la même manière de raisonner et de poser les chiffres on arriverait à prouver que, sans la méthode de M. Willems, l'espèce bovine aurait disparu de la Belgique.

§ IV.

M. le docteur Didot ayant bien voulu admettre que la méthode de son jeune et nouvel ami a éprouvé quelques insuccès, il a imaginé une ingénieuse théorie, à l'aide de laquelle ces insuccès ne sont qu'une véritable fiction. Voici cette théorie :

Les animaux inoculés, et qui ont contracté la maladie, étaient TOUS RÉFRACTAIRES à l'opération préservative ou étaient INFECTÉS AVANT que l'inoculation eût eu le temps de produire la réaction organique qui lui est propre, ou n'ont pas été CONVENABLEMENT OPÉRÉS !!!

Si les phénomènes de l'inoculation ne sont pas généraux, s'ils s'arrêtent dans la queue, l'opération reste impuissante pour prévenir la maladie.

Comment distingue-t-on que les phénomènes locaux deviennent généraux? M. Didot oublie de s'expliquer; M. Willems lui a avoué son impuissance.

Les réponses aux demandes que la commission officielle avait adressées au médecin de Hasselt, avaient déjà donné la mesure de cette impuissance. Mais M. Didot, qui se charge de donner à tous les phénomènes physiologiques et pathologiques leur véritable signification, s'arrête pour si peu; il confesse qu'il n'est pas possible, dans l'état actuel de la science, de distinguer les effets secondaires d'avec les effets primitifs de l'inoculation; c'est ce que l'on pourra difficilement admettre. Cet aveu cache peut-être un argument tenu en réserve pour la discussion publique? Pour tous ceux qui ont étudié les phénomènes de l'inoculation, pendant plus de deux jours, rien n'est plus facile que de reconnaître une inoculation *vraie* d'une inoculation *fausse*: d'abord, dans la régularité de son apparition, de son développement et de sa marche; ensuite, dans la manifestation des phénomènes généraux que le praticien sait reconnaître. Une seconde inoculation, pratiquée sans délai et sans succès, est le véritable *criterium* d'une inoculation vraie.

La méthode de M. Willems, comme je l'ai déjà dit dans d'autres publications, ne donnant que des résultats *accidentellement préservatifs*, ne peut fournir que des symptômes irréguliers, incertains et nécessairement variables, tels que ceux qui accusent l'infection septique.

M. Didot n'ayant écouté que son bon cœur, et sa tendresse pour son protégé l'ayant aveuglé sur le sens de ce qu'il a lu, il a négligé de comprendre ce qui pouvait le détourner de son but et lui faire reconnaître qu'entre la méthode de M. Willems et la mienne, il y avait la distance qui sépare l'inoculation fausse de l'inoculation vraie.

L'éloge donné à mon compétiteur par M. le docteur Didot, ne me contrarie que parce que l'écrivain me paraît injuste envers tous deux.

Ne pouvant faire disparaître les réponses de M. Willems, consignées dans le rapport officiel, M. Didot, auquel il en pouvait convenir de faire connaître toute sa pensée, se borne à dire qu'elles sont *un peu vagues et ne peuvent satisfaire l'esprit*; il trouve plus juste d'en faire retomber la responsabilité sur la commission et sur tous les écrivains qui ont traité de l'inoculation; personne n'a comblé la lacune que M. Willems a laissée dans ses réponses.

On serait en droit de croire qu'un animal réfractaire à l'inoculation est celui sur lequel aucun phénomène apparent ne se produit à l'endroit où le virus a été introduit, en un mot, que l'inoculation avorte chez le bœuf, comme cela se remarque chez l'homme qui n'est pas impressionnable par le vaccin. On se tromperait. M. Didot considère comme réfractaires à l'inoculation des animaux qui ont perdu tout ou partie de la queue. Ou ils étaient infectés d'avance, parce que l'infection naturelle et la contamination artificielle peuvent cheminer ensemble; ou ils n'ont pas été convenablement opérés!!

M. Willems opère donc quelquefois mal? Cette théorie, je le pense, fera peu de prosélytes. — Il serait plus logique d'admettre que ces insuccès sont dûs à la méthode où tout est doute et incertitude par l'absence de l'inoculation du virus spécifique. Mais cette logique n'est pas celle de M. le docteur Didot.

§ V.

Pour admettre que la pleuropneumonie exsudative peut se développer par contamination naturelle, concurremment avec l'inoculation artificielle de son virus, M. Didot invoque son expérience personnelle. A-t-il souvent observé cette maladie et cette progression simultanée de la contamination naturelle et de l'infection artificielle dont il parle en maître? A Hasselt, il lui a été impossible d'en rencontrer un seul cas, comme il l'écrit page 13 de sa brochure. A-t-il été plus heureux dans d'autres localités? Il est permis d'en douter et de croire que c'est dans le silence du cabinet que l'honorable académicien a observé la pleuropneumonie exsudative et les phénomènes de l'inoculation. Quoi qu'il en soit, M. Didot, dans son *essai*, admet *que la pleuropneumonie exsudative peut se développer par contamination naturelle, concurremment avec l'inoculation artificielle de son virus.*

Ce qui revient à dire que le même animal peut être atteint deux fois, en même temps, de la même maladie : dans le poumon d'abord, ensuite dans la queue.

Cette opinion, qui, au premier abord, peut sembler un peu hasardée, tient sans doute à une façon particulière d'envisager les phénomènes physiologiques.

Il nous semble, à nous, que la pleuropneumonie exsudative ne se produit pas deux fois sur le même sujet, ni séparément ni simultanément.

Le savant académicien regrettera sans doute que son désir de tout interpréter d'une manière favorable à l'inoculation, comme la pratique M. Williems, l'ait poussé à avancer un fait si contraire à l'expérience, et que lui-même a proclamé dans sa remarquable brochure, ce qui prouve qu'il n'a pas la moindre obstination dans l'esprit.

Oserais-je, sans être académicien, adresser encore une petite observation à mon très-savant compatriote ?

Pour l'inoculation dont il s'agit, elle se pratique avec le même virus que celui qui produit la pleuropneumonie exsudative, qui n'atteint pas deux fois le même sujet.

Les observations du docteur Bosquet, sur la marche parallèle de la variole et du vaccin, invoquées par M. le docteur Didot, pour en tirer la conséquence que ce qui a lieu pour la vaccine, peut se produire dans l'inoculation du bétail, où, d'après lui, les deux injections, naturelle et artificielle, peuvent cheminer en compagnie, me paraissent sans valeur, à moins que M. le docteur Didot n'admette que le virus vaccin et le virus variolique sont une et même chose. Il n'y a donc pas de comparaison possible à faire entre des phénomènes morbides analogues, mais qui sont le résultat d'agents différents qui ont chacun leur manière propre d'agir leur spécialité d'action.

Après cela, M. le docteur Didot a-t-il raison de se croire plus impartial et plus compétent que ses collègues, pour juger en dernier ressort la question de l'inoculation du bétail ? Heureusement M. Didot revient volontiers sur ce qu'il a dit ; aussi espérons-nous qu'il reviendra sur les lignes suivantes :

« *Si la vaccine, qui est le préservatif par excellence contre les atteintes de la variole, ne peut rien quand l'infection variolique préexiste, ou marche simultanément, pourquoi voudrait-on que l'inoculation du virus pneumonique fut plus puissante et préservât.* »

Il est heureux vraiment que de temps à autre il surgisse des missionnaires de la science, des génies privilégiés, pour interprêter les mystères pathologiques et leur donner leur véritable signification ! !

§ VI.

Loin de moi la pensée de chercher à justifier le rapport de la Commission, et les vétérinaires belges qui ont répondu à son appel : — mais je ne puis me dispenser de signaler avec quelle merveilleuse réunion de mots M. Didot apprécie tous les cas d'insuccès signalés dans le document officiel.

Tous ces faits sont sans valeur, sans la moindre importance, parce que les vétérinaires les ont mal observés ; ils ont confondu la pneumonie ordinaire, avec la pleuropneumonie exsudative ; ils ont négligé de faire les autopsies, et, quand ils les ont faites, elles ont été pratiquées sans attention, et sans indiquer la date des lésions pathologiques ; en un mot, tous les vétérinaires sont systématiquement hostiles à la découverte de l'inoculation, moins l'empirique de l'abbaye de la Trappe, qui a observé avec une si louable sollicitude toutes les bêtes du couvent.

Quant à la Commission, elle a manqué à son mandat, et par sa partialité, elle a cherché à amoindrir le mérite d'une découverte nationale.

Avec une pareille manière de juger les gens et les choses, on pourrait, sans grands efforts d'imagination, donner à des milliers d'insuccès une signification très-utile ; on parviendrait même à les metamorphose en autant de succès.

Tous ceux qui liront la brochure intitulée : DEUX JOURS A HASSELT, se rendront difficilement compte de la disposition d'esprit où a dû se trouver M. Didot, lorsque, s'adressant à la Commission, il l'accuse de ne pas avoir compris la nature de son mandat, d'avoir trompé l'attente de ceux qui comptaient sur la valeur personnelle de ses membres, pour obtenir une solution motivée. Que sa manière de raisonner tend à consacrer l'injustice et l'ingratitude qu'elle a lancé un manifeste contre l'inoculation, plutôt......

Cette disposition d'esprit pouvait être conséquente, mais elle ne saurait passer pour être affectueuse et admirative.

M. Didot cherche à velouter ces paroles au moyen du correctif suivant :

« Je suis loin, je le répète, de suspecter les intentions en » quoique ce soit; je m'empresse d'ajouter que la cons« cience du devoir, qu'une délicatesse exagérée, ont seuls » inspiré les membres de la Commission centrale, et parti» culièrement l'honorable Rapporteur. Mais qu'importent » les intentions les plus pures, si le résultat est le même, » et si l'on a trop accordé aux préventions accusatrices? »

Telles sont les aménités que M. Didot adresse sur tous les tons, dans sa savante brochure, à ses estimables collègues, en désignant les vétérinaires dont les noms suivent, comme les ennemis acharnés de la méthode de M. Willems, et, par conséquent, ignorants et indignes à l'avenir de la confiance des cultivateurs.

MM. Crévecœur, Dupont, Dumont, Dèle Defays, De Marbais, Foelen, Garot, Gerard, Guillemyns, Hoonaert, Husson, Jauné, Lacour, Lienard, Lecomte, Marsi, Michotte, Noel, Vanhaeken, De Vleeschower.

§ VII.

Si ceux qui ne se sont pas fait les claqueurs de M. Willems, ont été tous impitoyablement accusés de partialité et d'ignorance, je ne pouvais, certes, échapper au blâme du savant et illustre docteur Didot, dont le but, trop évident, a été d'ouvrir les deux battans de la publicité à la méthode de M. Willems, de lui tenir l'échelle pour monter derrière la gloire de son candide et ingénieux protégé.

Pour arriver à ce résultat, M. Didot a trouvé juste et impartial de garder le plus parfait silence sur la partie historique de l'inoculation très-fidèlement reproduite dans mes écrits. Il s'est fait le rédacteur-Daguerréotype de toutes les inspirations de M. Willems. L'esprit du savant académicien a rempli l'office d'une plaque métallique, sur laquelle se sont reproduites toutes les paroles vraies ou non de son jeune confrère, et, après les avoir clichées dans sa mémoire pendant une séance de deux jours passés à Hasselt, il les a écrites dans sa brochure, avec quelques retouches destinées à cacher quelques imperfections qui déparaient l'œuvre du médecin de Hasselt.

M. le docteur Didot a approuvé tous les dires, toutes les opinions, jusqu'aux conclusions du premier mémoire de M. Willems, avec une confiance juvénile qui fait le plus grand honneur à sa bonne foi naturelle. En un mot, il a, sans la moindre réserve, adopté la méthode du docteur de Hasselt dont il a fait sienne. C'est donc à lui que je crois devoir adresser quelques observations sur le fond de la question

M. Didot croit que le liquide exprimé du poumon d'un animal atteint de la maladie, est le virus dont l'inoculation artificielle suffit pour prévenir la pleuro-pneumonie exsudative: et il considère comme nulles les objections que j'ai émises sur ce sujet. Je ne recommencerai pas une nouvelle et longue discussion sur ce point; je ne me chargerai pas de guérir cet aveuglémen tde mon illustre confrère. Je considère la cécité volontaire comme incurable, et je me borne à plaindre sincèrement les sujets qui en sont atteints.

Je crois devoir encore présenter quelques rapides objections devenues nécessaires depuis l'officieuse intervention de M. le docteur Didot dans le débat.

Pour prouver que le liquide employé par M. Willems n'est pas celui qui convient, qu'il n'est pas un virus, c'est que, pour expliquer les nombreux faits de pleuro-pneumonie exsudative survenus chez les animaux qui avaient présenté un gonflement considérable de la partie inoculée, M. Didot doit faire mentir la RÈGLE-PRINCIPE, admise par lui, QUE LE MÊME ANIMAL N'EST PAS IMPRESSIONNABLE DEUX FOIS PAR LE VIRUS PNEUMONIQUE.

Je me base sur une série d'expériences faites, suivies et observées par moi-même, et je suis autorisé à proclamer que l'inoculation VRAIE ne peut marcher simultanément avec une pleuro-pneumomie préexistante. De deux choses l'une, ou l'animal est malade, ou il ne l'est pas. S'il est, ou a été malade, l'inoculation du VÉRITABLE VIRUS reste impuissante ; si l'animal n'est pas, ou n'a pas été contagioné, l'inoculation bien faite prend plus de quatre-vingt-quinze fois sur cent.

On peut bien, avec les ressources d'une imagination ardente et féconde, donner des interprétations plus ou moins ingénieuses; mais, devant l'expérience, on doit s'incliner.

Cette règle, cependant, n'téant que générale, il se peut qu'elle ne s'applique pas à M. le docteur Didot.

Les cas nombreux où on a signalé des traces évidentes d'inoculation, sur des animaux qui n'en ont pas moins contracté la maladie, sont autant de fausses inoculations, autant de piqûres anatomiques, provenant de la transplantation d'une matière septique dans des tissus sains. Si M. Didot y avait refléchi, s'il avait eu, comme moi, l'occasion d'observer les faits avec moins de précipitation, il aurait reconnu que la matière que M. Willems inocule, ne contient que très-accidentellement le virus pneumonique, et que les nombreux accidents qui succèdent si souvent à l'emploi de la méthode dont il s'est fait le défenseur, envers et contre tous, sont dus à la résorption putride *qui ne tue pas nécessairement*, comme le pense M. Didot.

Quand j'ai écrit que les accidents étaient la conséquence de l'emploi d'une matière qui ne présentait pas les éléments ni les caractères d'un virus, j'étais fondé à m'exprimer ainsi.

Voici les expériences comparatives qui m'ont donné cette conviction :

Au mois de juin 1852, lorsque j'ai connu la méthode que M. Willems avait adressée à M. le Ministre de l'intérieur, comme constituant sa découverte, je l'ai mise en pratique concurremment avec la mienne. A mon arrivée chez M. Minten, à Surth (régence de Cologne), je fis abattre une génisse qui présentait les premiers symptômes de l'épizootie qui régnait dans la ferme. —J'exprimai un morceau du poumon présentant l'hépatisation marbrée, pour en obtenir la *sérosité spumeuse et sanguinolente.* Ce liquide était encore chaud lorsque je l'inoculai à quelques bêtes.— D'autres furent oppérées avec le virus puisé, d'après ma méthode, dans la génisse sacrifiée. —Les animaux sur lesquels les symptômes de l'inoculation se manifestèrent, furent réinoculés.

La seconde inoculation échoua sur ceux des animaux qui avaient été opérés, une première fois, par ma méthode, et elle prit, une seconde fois, sur les bêtes opérées avec le liquide séro-sanguinolent.

Je continuai, pendant le mois de juillet 1852, à inoculer une partie des animaux par l'une et par l'autre méthode. Quelques accidents ayant été la suite de l'emploi du liquide spumeux et sanguinolent, je reconnus à l'autopsie, par les lésions pathologiques rencontrées dans l'intérieur du bassin, dans les lames du mésentère, et surtout dans le mésorectum, des dépôts purulents, qui me les firent attribuer à la résorption purulente. N'étais-je pas fondé à rejeter sur la méthode employée ces accidents que je ne remarquai pas sur les animaux opérés par ma méthode particulière?

C'est surtout dans les communes d'Ossendorf et de Bickendorf que les expériences comparatives eurent des résultats bien tranchés : ainsi, chez M. Ferdinand Jussen, plusieurs des animaux opérés par le procédé et avec le liquide indiqué par M. Willems, succombèrent à l'infection putride, malgré les incisions pratiquées au début; — tandis que les autres bêtes n'offrirent aucun accident.

M. Jussen, et les personnes qui avaient assisté à l'opération, me firent remarquer que tous les accidents s'étaient produits dans la rangée de bêtes que j'avais inoculées en employant du virus puisé dans une fiole différente de celle qui m'avait servi pour opérer les autres avec un pinceau : que celles-là n'avaient présenté aucun accident. — Je me gardai bien, à cette époque, de dire ce que M. Didot me force à avouer aujourd'hui, quelle était mon opinion sur la cause de ces accidents ; on n'eut pas manqué d'en faire retomber la responsabilité sur mes essais; on aurait eu raison.

Les animaux de la veuve Deckers et B. Bliersbach, à Deutz, sont inoculés par ma méthode avec plein succès et sans accidents. La contre-épreuve se fait avant la disparition des phénomènes de la première opération, sans le moindre résultat. En même temps, j'opérais les animaux voisins chez M. Zündorff, avec succès, en employant le liquide séro-sanguinolent.

Je fais une seconde opération qui provoque une tuméfaction énorme. L'animal n'est sauvé que par l'ablation totale de la queue par le fer rouge et l'usage de la médication stimulante.

Ces divers essais se faisaient à la même heure, de la même manière; chez M. Zündorff, j'avais employé la matière que MM. Willems et Didot appellent un virus.

Enfin, pour rendre mon expérience plus concluante, j'inoculai une des bêtes de Bliersbach (deux fois opérée par ma méthode, la première fois avec succès, la seconde sans succès), en me servant du liquide exprimé des poumons. Le douzième jour la queue se gonfle, j'enlève la partie tuméfiée, et je me hâte de cautériser avec le fer rouge pour éviter les mêmes désordres que ceux produits chez M. Zündorff.

Je n'entreprendrai pas de consigner ici toutes les expériences comparatives que j'ai faites pour constater la différence qui sépare les deux méthodes, et pour m'assurer que le liquide employé par M. Willems, ne contient que *très-accidentellement*, le véritable principe virulent de la pleuro-pneumonie exsudative, etc.

Si M. Didot avait pu joindre sa pratique à sa théorie, s'il s'était dépouillé des préoccupations qu'il a cru, sans motifs, exister chez les autres, il n'aurait pas légèrement avancé: *Qu'une bête bien inoculée peut contracter la maladie. — Que l'inoculation peut renforcer l'infection naturelle. — Que le liquide dont M. Willems se sert, perd de sa virulence spécifique pour contracter de nouvelles propriétés moins favorables. — Qu'une grande ouverture ou la quantité surabondante de matière inoculable faisaient dépasser le but de l'inoculation. — Qu'un virus peut acquérir de la virulence. — Que le même virus peut se modifier pour devenir secondaire. — Que le virus, pris du poumon d'un bœuf atteint de pleuro-pneumonie, ayant traversé l'économie d'un autre bœuf, suit la loi des virus en général, et paraît s'être purifié et avoir perdu de son intensité primitive.*

Ces assertions tendraient à prouver pour des gens malintentionnés et dénués de l'esprit de conciliation, qui nous anime que M. Didot n'a pas bien vu, n'a pas bien étudié n'y compris les phénomènes de l'inoculation qu'il a cru devoir cependant aller étudier à Hasselt pour s'y livrer à l'étude impartiale des faits.

Cette excursion, entreprise dans une intention très-louable, qu'a-t-elle produit? Une approbation absolue de la conduite et de la méthode de M. Willems, une occasion de blâme et de reproches pour ses collègues, pour les vétérinaires et pour moi.

Je suis loin de faire un crime à M. Didot de prêter son concours au jeune médecin de Hasselt (tout le monde sait aujourd'hui ce que valent ses œuvres quand c'est lui qui les écrit). Cet acte de confraternité, assez rare, n'aurait trouvé que des approbateurs; mais pour cela M. Didot aurait du se montrer quelque peu juste et impartial envers tous; il aurait du continuer à être ce que je l'ai toujours connu, depuis 1818, bon condisciple, excellent camarade, homme éclairé, impartial et capable, enfin bon confrère.

Il faut avoir deux poids et deux mesures pour attribuer les accidents survenus, à la suite de l'inoculation, à la maladresse et à l'emploi d'un virus septique, quand les expériences ont été pratiquées par des opérateurs étrangers, et pour se refuser, quand les mêmes résultats se produisent par M. Willems, en a laisser retomber la responsabilité sur la méthode.

La méthode de M. Willems, repose sur l'idée que nous lui avons donnée et qu'il a faussement appliquée. Tous les jours de nouveaux faits viennent me prouver qu'entre ma méthode et celle de mon jeune compatriote il y a la distance qui sépare le diatrypteur de M. Didot du forceps-scie de M. Van-Huevel.

Les animaux inoculés par mon procédé ont tous été, *sans une seule exception*, inhabiles à contracter la pleuro-pneumonie. La manière d'opérer de M. Willems est dangereuse et elle ne prévient qu'accidentellement la maladie.

Je suis désolé de déplaire, en quoique ce soit à M. Didot; mais malgré toute ma bonne volonté, il m'est impossible d'abandonner la prétention de me croire le droit de priorité à une découverte que personne encore ne connait. M. Didot, par sa brochure, me prouve, de la manière la plus évidente qu'il ne s'en doute pas, et sa partialité à mon égard me fait sentir, de plus en plus, la nécessité de garder le secret.

§ VIII.

Quelle a pu être la pensée de M. Didot, pour croire, ou faire croire, que *j'aurais écrit que j'étais parvenu à obtenir le virus pneumonique dans toute sa pureté native?* Rien, dans ma pensée, ni dans mes écrits, ne ressemble à cette assertion, que mon savant critique n'a inventée, sans doute, que pour se donner le plaisir inutile d'écrire quelques phrases, ou de diriger quelques traits lumineux destinés à éclairer sa mission et ses recherches. Tous ceux qui connaissent M. Didot, savent avec quelle prodigieuse facilité il verse des flots de lumières chatoyantes sur les sujets qu'il traite. — Tous les lecteurs de ses impressions de voyage admireront la grace avec laquelle le savant académicien cumule toutes es séductions irrésistibles du savoir, de la justice et des formes.

Apôtre de la science, sans être académicien, je serais venu exprès sur la terre pour enseigner aux savants, M. Didot compris, que le virus peut être isolé de son véhicule naturel à l'aide de procédés analytiques et synthétiques mystérieux ! !

Dans qu'elle partie de ma brochure l'impartial académicien a-t-il trouvé cette absurdité dont il veut bien me gratifier? Lui qui ne rencontre dans les écrits du médecin de Hasselt, que des aperçus nouveaux, que des idées utiles et conformes aux préceptes de la science et de la PHYSIOLOGIE POSITIVE. On croit généralement que le premier mérite de la critique est d'être vraie et impartiale , c'est une erreur que M. Didot s'est bien gardé de commettre. C'est, *dans mon propre intérêt*, qu'il déplore que j'ai dû me renfermer dans un système de reserves inutiles pour les médecins qui savent tous qu'*il n'est pas possible d'isoler les virus de la matière qui leur sert de véhicule ! !*

M. Didot est un très-grand médecin, sans doute, ce qui ne l'empêche pas que, dans toutes les suppositions auxquelles il se livre à propos de l'exsudation pulmonaire, il confonde les effets avec la cause qui les produit.

Moi, qui ne suis rien, pas même académicien, ni aspirant-professeur, je pensais que pour avoir le droit de parler, ou de se moquer d'une chose, il fallait d'abord la connaître pour l'apprécier ou en rire. M. Didot a une logique qui lui est particulière.

§ IX.

Dans tous les mémoires qu'il a écrits ou fait écrire sur l'inoculation, M. Willems laissant croire que tous les animaux indistinctement peuvent être soumis à cette opération, j'avais mentionné, d'une manière générale, que cette pratique ne pouvait, toujours et dans toutes les conditions, être mise en usage. M. le docteur Didot reproduit ce passage de ma brochure, pour prouver que j'admets *que l'inoculation n'est pas exempte de dangers*. Cette preuve n'est pas très-concluante, et M. Didot ne se montre pas d'une rigueur excessive en l'employant contre moi. Mais s'il croit nécessaire de la produire, en revanche il ne dit absolument rien qui puisse faire connaître sa manière de voir sur la possibilité d'inoculer, sans distinction, tous les animaux de l'espèce bonine. M. Willems n'en ayant rien dit, M. Didot a gardé un silence prudent sur ce point. Ce qui ne laisse pas d'être infiniment flatteur pour M. Willems.

Quand il s'agit de me donner tort, oh, alors, M. Didot redouble d'efforts pour appuyer du poids de son autorité les assertions de M. Willems.

Il est même extraordinairement généreux sur ce point. Il fait un bon marché sans exemple de son savoir et de son intelligence. Il consent à justifier les plus monstrueuses énormités avec une grandeur d'âme qui ne se trouve pas tous les jours dans un médecin. —C'est ainsi qu'il cherche à justifier le choix de la queue. Sur ce point, plus absolu que M. Willems, il avance que l'inoculation ne peut et ne doit se faire qu'à la queue et seulement au toupillon qui la termine. Pas de queue, pas de toupillon, pas d'inoculation!!

M. Didot croit-il qu'on ne pourrait choisir la jambe, au lieu du bras, d'un enfant pour le vacciner ?

Il faut donc nécessairement que les effets dynamiques de l'inoculation soient localisés dans l'extrémité de l'appendice caudale ?

M. Didot voudra bien me permettre de ne pas être aussi exclusif. Depuis 1836, jusqu'à ce jour, j'ai fait un assez grand nombre d'inoculations au fanon, à la queue, à la fesse et ailleurs.

Quand j'ai cherché, dans ma brochure, à prouver que la queue ne se liait pas nécessairement à l'inoculation, nous y sommes parvenus, je pense. L'inoculation est une opération qui ne peut être utile que par une modification générale à produire dans tout l'animal. Que cette modification parte de la queue ou d'un autre point, peu importe.

Je ne regrette donc pas d'avoir écrit que j'inocule partout. *Des considérations pratiques déterminent le choix du lieu où j'introduis le virus.*

Poussé par son irrésistible désir d'être impartial, M. Didot a eu soin de retrancher les mots que je viens de souligner. Cette phrase formait le complément de mon idée.

Mais peut-être M. Didot a-t-il l'habitude de ne s'arrêter qu'à des idées qui n'ont pas de complément? ou à confectionner lui-même les compléments des idées d'autrui.... Cela prouve une très-grande force d'esprit.

Partout, est un mot un peu vague, et que M. Didot ne me semble pas avoir compris parfaitement. Cela tient à une perspicacité naturelle au savant docteur ; perspicacité qui ne lui permet pas de s'arrêter en chemin, une fois que son génie d'induction est lancé. — Aussi à peine a-t-il vu ce mot : partout, qu'il fondit comme un aigle sur le cœur même de la question, et conclut immédiatement que je devais inoculer dans l'œil.

Comme on a déjà me cherché à déposséder de la priorité de ma découverte, quelque docteur illustre, comme M. Willems, par exemple, pourrait vouloir, sur la foi de M. Didot, s'emparer de ce procédé ; de sorte que nous aurions la douleur de voir éborgner tous les bœufs en notre honneur. Nous croyons donc devoir déclarer qu'il ne faut inoculer ni dans l'œil, ni au muffle, ni aux parties génitales, ni aux mamelles, ni à la langue, ni au licou, ni à la mangeoire !

M. Didot m'adresse quelques questions, entre autres celle-ci : Si j'ai encore découvert un moyen d'éviter les complications ?

Oui, en inoculant le virus pneumonique, l'emploi du liquide séro-sanguinolent exprimé des poumons, ayant le triste privilège de produire des accidents sans prévenir la maladie.

Si j'opère au fanon, demande M. Didot, que devient cette sécrétion exsudative que l'inoculation provoque dans la place où j'introduis le virus?

Si M. Didot avait bien lu ma brochure il y aurait trouvé page 63, cette réponse.

« Quand la partie inoculée menace de devenir le siége d'un travail morbide trop considérable, il faut se hâter, lorsque l'économie est suffisamment imprégnée de virus, de provoquer la sortie du principe infectant, dont il n'est pas toujours possible de l'imiter la reproduction, etc., etc.

M. Didot est un homme trop instruit, un praticien trop expérimenté, pour avoir besoin de détails plus étendus. Quand on a, comme lui, résolu toutes les questions médicales, chirurgicales et obstetricales, on peut bien sans le secours d'autrui arracher le voile qui recouvre le mystère de l'inoculation des bêtes bovines.

§ X.

Quand M. le Dr Didot a eu à apprécier les phénomènes si divers, observés à la suite des inoculations pratiqués par la méthode de M. Willems, il a trop bien compris que la méthode de son protégé allait recevoir une mortelle atteinte, qu'on ne manquerait pas d'attribuer tous les accidents, tous les phénomènes produits, et la nature du liquide employé par M. Willems. Qu'a fait M. Didot?

Il a admis que les phénomènes produits par l'infection artificielle différaient de ceux qui sont la conséquence de la contamination naturelle, et il les a classés en groupes pour tenter des interprétations différentes suivant les différents cas.

M. Didot ne peut ignorer cependant qu'il n'existe pas de maladie qui parcourt ses diverses phases avec plus de régularité que la pleuro-pneumonie exsudative, partout elle se présente avec les mêmes symptômes, toujours on rencontre les mêmes lésions pathologiques. Mais, cette constance, M. Didot n'en tient aucun compte.

Ainsi quand le virus pneumonique agit par contamination naturelle il produit *constamment* et *invariablement* les mêmes phénomènes! et quand on inoculerait artificiellement le même virus, qui ne se modifie pas en passant d'un sujet dans un autre, il déterminerait des phénomènes variables? Non, ce n'est pas possible, et M. Didot n'y a pas assez réfléchi, son désir de donner raison à M. Willems lui a fait commettre des erreurs de complaisance qui compromettent son talent.

Quoi qu'il en soit, suivons l'honorable académicien dans ses divisions.

Le premier groupe comprend les cas où les phénomènes de l'inoculation ont suivi une marche régulière et bénigne, dans *ces cas on n'observe guère de phénomènes généraux*, dit M. Didot, *et l'ensemble fonctionnel n'en reçoit qu'une faible atteinte.*

Les phénomènes locaux agissent donc sur l'économie générale sans que cette action manifeste sa présence par des signes apparents? Je crois que tous les symptômes révélateurs d'une inoculation bénigne, que M. Didot indique dans sa brochure, appartiennent à une fausse inoculation, à une simple piqure qui n'exerce aucune modification dans l'organisme et partant impuissante pour prévenir la maladie.

Tous les animaux convenablement inoculés, ceux qui sont sous l'influence du virus pneumonique, introduit artificiellement, présentent tous une série de symptômes qui ne trompent pas l'œil exercé. —Comme ces symptômes appartiennent aussi à d'autres affections inflammatoires, je ne les décrirai pas, mais je crois devoir faire remarquer à M. Didot que s'il avait suivi un certain nombre d'opérations bien faites, il aurait remarqué qu'à partir du neuvième jour, époque où commence la période de régénération du virus, la fièvre s'allume, et que les principales fonctions de la vie sont sensiblement troublées. — Ensuite une toux sèche plus ou moins forte ne manque jamais de se faire entendre.

L'apparition subite de cette toux a été remarquée par tous ceux qui ont suivi l'inoculation.

Dans bien des circonstances j'ai vu les propriétaires très-inquiets d'entendre leurs animaux tousser, les croyant atteints de la pleuro-pneumonie exsudative. Ce symptôme que je n'ai jamais manqué d'observer disparait immédiatement.

Le deuxième groupe. Dans cette catégorie M. Didot place les animaux dont les phénomènes de l'inoculation présentent une gravité plus marquée et déterminent des accidents qui, sans compromettre la vie de l'animal, peuvent cependant entraîner la perte de la partie sur laquelle le virus a été déposé. Il admet que les faits de ce genre se produisent neuf fois sur cent inoculations.

L'honorable académicien admet la fréquence de la perte de la queue et cette mutilation regrettable arrive *par l'abondance de l'exsudation plastique qui distend et comprime les tissus, en anéantissant toute circulation, elle détermine la mort locale*, ou la perte du bout de la queue est due à la gangrène résultant de *l'empoisonnement septique occasionné par l'inoculation d'un virus décomposé*.

Ces concessions sont précieuses, en effet il n'est pas possible d'admettre d'une manière plus claire les objections que nous avons faites à la méthode de M. Willems, d'abord en blâmant le choix absolu qu'il fait de la queue pour y déposer le virus, ensuite en lui reprochant que le liquide qu'il employait n'était qu'une matière septique presque toujours dépourvue de l'élément virulent.

Je crois qu'il serait impossible d'adopter mieux ma manière de voir.

M. Didot a voulu, à force de distinctions, anéantir le rapport de la commission en cherchant à prouver que la perte de la queue n'est pas une signe d'une inoculation préventive ; mais le savant académicien oublie d'indiquer comment on reconnait une bonne et une mauvaise inoculation.

A défaut de renseignements précis, la commission a dû admettre pour caractères pathognomoniques d'une bonne inoculation les signes que M. Willems lui-même avait indiqués dans sa quatrième réponse. Il est vrai qu'il avait dit : *que les signes soient apparents ou non, l'inoculation préserve de la pleuropneumonie.* Il avait encore avancé qu'*il n'était pas nécessaire que les phénomènes locaux à la partie inoculée fussent apparents.....*

Avec de pareilles indications, des données aussi contradictoires, pouvait-on comprendre quelque chose de positif?

La commission a donc dû considérer les animaux qui avaient présenté des phénomènes apparents, comme ayant été plus sûrement inoculés que ceux qui n'offraient aucun indice. Pouvait-elle agir autrement?

M. Didot et M. Willems parviennent, paraît-il, à localiser dans un point très-circonscrit de la queue du bœuf les effets d'un virus dont l'action générale bienfaisante se fait ressentir dans toute l'économie; mais ils ne savent pas comment ils obtiennent ce succès, ce qui n'empêche pas l'académicien liégeois de proclamer que la commission raisonne d'une manière vicieuse. Ainsi, quand l'animal perd la queue, ou quand il la conserve intacte, on ne peut jamais être assuré que l'inoculation a été bonne, qu'elle sera préventive!

Toutes ces subtilités, toutes ces distinctions accusent l'intention bien arrêtée d'être favorable à une méthode qui n'offre qu'incertitudes, accidents, sans présenter de garanties contre le fléau.

M. Didot ne pouvant pas convenir que la méthode de M. Willems péchait par la nature de la matière qu'elle inocule, conseille : *d'éviter surtout l'emploi du liquide exprimé des poumons des bêtes arrivées aux derniers termes de la maladie.*

Ce conseil fait croire que M. Didot est d'avis que le virus jeune est meilleur que le virus vieux. Dans ce cas, à quel âge faut-il le choisir ?

Si j'ai dit que le virus provenant des poumons atteints au dernier degré de la maladie, pouvait développer des accidents mortels, c'était pour indiquer l'importance qu'il y avait d'éviter, qu'au véhicule du virus, pussent se joindre des éléments putrides qu'on rencontre abondamment dans les poumons dont la décomposition est plus avancée. Les fréquents accidents qui ont suivi la méthode de M. Willems, on ne peut les expliquer autrement que par l'absorption d'éléménts putrides, et on doit les attribuer à la méthode et pas à une autre cause.

On doit, sans doute, admirer les efforts tentés par M. Didot pour justifier une méthode dangereuse. En fouillant dans les archives de la science pour y trouver des arguments, il y a rencontré une observation consignée par M. le docteur Jobert de Lamballe, qui attribue la gangrène sèche des extrémités de l'homme à la piqûre faite avec un instrument imprégné de matière sceptique. Vite M. Didot s'en empare pour attribuer les accidents de l'inoculation à une cause identique. Cette manière d'agir est habile, évidemment; mais un cas exceptionnel ne peut devenir la règle. Par une exception vouloir justifier les nombreux accidents de la méthode de M. Willems, ne me paraît pas admissible. Il est vrai que cette théorie scientifique, étant toute nouvelle, il ne convient pas de la condamner sans examen.

C'est encore à la même manière d'agir que M. Didot a recours pour prouver que l'inoculation peut avorter sur place sans agir sur l'individu. Dans les annales de la chirurgie, on cite des cas où la gangrène a détruit des tumeurs cancéreuses qui n'ont pas eu le temps de produire la diathèse obligée. Ce qui arrive pour l'infection cancéreuse, pourquoi ne se produirait-il pas pour l'inoculation, qui peut bien aussi avorter sur place? M. Didot a-t-il vu souvent des faits comme ceux qu'il invoque? Ces tumeurs cancéreuses présentaient-elles les cellules spécifiques? Etaient-elles contagieuses?

Le troisième groupe est réservé à donner une utile interprétation aux phénomènes graves qui compromettent la vie des animaux inoculés.

Le quatrième groupe comprend les cas où des phénomènes généraux se seraient produits sans manifestations locales, sans indices d'inoculation.

« En bonne logique, dit M. Didot, il paraît assez naturel « de commencer par bien établir les faits, pour en déduire « ensuite les conséquences naturelles qu'ils suggèrent. »

Il y a beaucoup de naturel dans ce conseil et nous allons voir comment M. Didot le met en pratique, lui, qui *reconnait que les subtilités de langage trop souvent embrouillent les discussions scientifiques ?*

Pour rester fidèle à sa manière naturelle de raisonner, il admet que les accidents, qui ont eu une issue malheureuse, sont rares et forment une exception, alors que le contraire est prouvé par la commission qui en a enregistré 86 cas, plus 378 autres moins graves. — Voilà des exceptions qui ressemblent assez par le nombre à une règle qui domine la méthode. Pour rester dans sa voie naturelle, logique et impartiale, M. Didot cherche, par des explications qui paraitront à plus d'un lecteur ressembler à des subtilites de langage, à en diminuer l'importance. C'est ainsi que pour expliquer les mauvais effets de la méthode de Willems, même en Hollande, il en fait retomber la responsabilité sur l'inexpérience de M. le professeur Wellemberg, qui ne saurait pas faire des débridements avec assez de hardiesse !!

M. Didot, fidèle à sa devise, aurait du attribuer les nombreux accidents à leur véritable cause, à la matière inoculée qui est dépourvue de propriétés spécifiques déterminées ; mais *cuique suum*, dans la brochure de M. Didot, n'est pas applicable à M. Willems.

Quand des accidents graves arrivent à la suite de l'inoculation, lorsque les phénomènes locaux et généraux les déterminent, on doit les attribuer à *des causes générales, à des conditions spéciales, à l'emploi d'un liquide peu convenable ;* mais se bien garder d'en accuser la méthode !!

Pour appuyer les prétentions de M. Willems, et son procédé qui est bon quand il donne des phénomènes apparents, et qui est excellent lorsqu'il ne produit rien, M. Didot a pris soin de nous avertir qu'il n'y avait rien d'étrange, si la méthode de M. Willems pouvait faire du bien cachettement, d'une manière anonyme, sans révéler son action par des signes visibles. Que l'observation médicale admettait bien, dans la syphilis des *bubons d'emblée* ou *des chancres d'absorption*, sans manifestations locales !!

Je l'avais prévu qu'un jour M. Willems annoncerait qu'à son approche le fléau reculerait épouvanté. M. Didot a commencé cette démonstration.

C'est toujours au nom de la justice et de l'impartialité, comme chacun sait, que M. Didot confectionne les arguments précédents, afin d'attirer sur l'objet de son affection scientifique l'indulgence des hommes sérieux et des observateurs de bonne foi ; lequels observateurs sérieux sont priés de remarquer que les contradictions qui se rencontrent, un peu souvent, dans la brochure de M. Didot, ne sont qu'apparentes et ont pour objets d'exercer la foi.... bonne ou mauvaise, des hommes sérieux.

D'ailleurs, comme le dit M. Didot, avec cet à propos qu'il a toujours à son service : les subtilités de langage trop souvent embrouillent les discussions scientifiques. — Il n'en est pas de même des contradictions.

§ XI.

C'est une erreur de croire *que les accidents habituels de l'inoculation du véritable virus pneumonique proviennent* TOUJOURS *de l'abondance de l'exsudation plastique*, comme le dit M. Didot, et d'admettre, comme le lui a fait croire M. Willems *que la tumeur cesse de faire des progrès et s'affaise toujours après une large incision*.

Si M. Didot avait suivi par lui même et observé les phénomènes qui succèdent à l'inoculation, il aurait remarqué que les accidents ne dépendent pas toujours de l'abondance de l'exsudation. J'ai vu un grand nombre d'accidents se produire, dans mes expériences comparatives, sans développement considérable de la partie inoculée, et c'est à l'absorption d'éléments putrides que j'ai du les attribuer.

Les incisions auxquels il donne le pouvoir d'arrêter les progrès du mal sont trop souvent impuissantes, et dans le plus grand nombre de cas les plus grands débridements pratiqués, meme au début, n'empêchent par des gonflements nouveaux de se produire. En faut-il plus pour acquérir la certitude de la véritable cause de ces accidents?

Avant de proclamer ma conviction, que la méthode de M. Willems reposait sur une erreur, voici, entre autres, quelques expériences que j'ai faites :

1° Avec du suc de viande et du sang corrompus.

2° Avec du tissu cellulaire, d'un bœuf sain, conservé pendant huit jours dans une fiole.

3° Avec un fil de coton à broder qui avait traversé un poumon qui présentait l'hipatisation marbrée.

4° Avec le liquide indiqué par M. Willems.

5° Avec le liquide exprimé du poumon d'une vache exempte de toute maladie.

Dans toutes ces expériences, à l'exception de celle indiquée sous le numéro 5, qui n'a rien produit, j'ai obtenu les mêmes phénomènes que ceux qui sont la suite de la méthode de M. Willems.

Avec mon *virus miraculeux*, pour me servir de l'expression romantique de mon savant contradicteur, des opérations pratiquées en même temps, ont donné des phénomènes réguliers, présentant les caractères qui leur sont propres. — Je dois cependant convenir que dans les étables où le génie épizootique règne et exerce de grands ravages, les phénomènes locaux ont quelquefoie dépassé mon attente et amené des accidents que le fer rouge, employé au début, a souvent arrêtés.

§ XII.

Je crois inutile de reproduire tout ce que j'ai déjà publié sur l'inoculation, et de répéter que les nombreux cas où l'inoculation n'a donné aucun phénomène par la méthode de M. Willems, devaient être attribués à son procédé, par lequel, très-souvent, on n'inocule absolument rien. Il y a des individus réfractaires, j'ai dit dans qu'elles circonstances on les rencontrait. Mais je suis étonné d'entendre M. Didot admettre comme réfractaires, à l'inoculation artificielle, des sujets qui ont été atteints de la pleuropneumonie exsudative, par infection naturelle, après avoir été inoculés inutilement. Au reste, ce n'est pas la seule atteinte que le savant et logique académicien porte à sa théorie. — Voici comme il s'exprime : « L'inoculation du virus pneumonique reste » sans effet sur les bêtes qui ont subi une première atteinte » de la maladie » (pag. 157).

M. Didot, lorsqu'il s'agit d'annuler les assertions des vétérinaires, oublie cette règle pour proclamer : que l'inoculation artificielle peut marcher concurremment avec la contamination naturelle (page 51).

L'impartialité n'interdit pas l'emploi et l'arrangement de petites variantes sur une règle admise. Cela fait bien, cela donne du montant à la phrase, de la légèreté au style, et un tour original qui apporte le plus grand charme à la maniere de présenter les faits. — M. Didot use largement de ce moyen séducteur et ingénieux, destiné à éblouir les gens superficiels et à entraîner d'une façon irrésistible les observateurs sérieux.

Quand des animaux inoculés succombent à la maladie, c'est que l'opération n'a pas été faite avec succès, que les indices à la queue sont contestés ou contestables, ou que la matière insérée est restée inerte, ou que les signes reconnus n'étaient que des piqûres anatomiques.

Quand on a vu et senti cette tuméfaction que l'inoculation a provoquée sans prévenir la pleuropneumonie, M. Didot se hâte d'ajouter que le tuméfaction est un signe banal. Ce signe cesse d'être banal, quand les animaux sont livrés à la boucherie avant d'avoir été atteints par le fléau.

Quand une bête succombe à la maladie, dix-neuf jours après une inoculation légitime, ce délai n'est pas suffisant pour que l'opération produise ses effets, pour que la préservation soit acquise. Mais si on place, pendant trois jours, une bête pneumonique, et si on y laisse son cadavre, pendant dix heures, à côté d'animaux inoculés, ces délais deviennent suffisants pour constater, suivant M. Didot, que l'inoculation rend les animaux inhabiles à contracter la pleuropneumonie.

..... Avec une logique qui ressemble à la conscience de Bazile, on doit s'attendre à de grands succès dans la carrière de l'inoculation...

§ XIII.

Les trop nombreux faits qui constatent que la pleuropneumonie exsudative peut affecter les animaux inoculés, par la méthode de M. Willems, ne pouvant pas tous être contestés par M. Didot. D'autres eussent été embarrassés, et peut-être M. Didot l'a-t-il été lui-même un instant. Mais M. Didot est un logicien serré, auquel il est difficile de fermer la bouche, et qui possède, en outre, un arsenal de connaissances variées au moyen desquelles il peut toujours se tirer d'affaires.

Aussi son hésitation n'a-t-elle pas été longue. On aurait pu s'attendre à voir l'illustre docteur inventer un argument, voire même une idée ? Pas du tout ! M. Didot est au-dessus de toute argumentation, et ne s'amuse pas à avoir des idées comme le commun des martyres ; on peut se convaincre, à chaque instant, de ce superbe dédain, en parcourant sa brochure. M. Didot, d'un seul bond, sans chercher, de prime-saut, a découvert la physiologie *positive*.

Jusqu'à présent, on avait cru connaître, tant bien que mal, une physiologie naturelle qui ne demandait qu'à progresser tout doucement, et qui s'efforçait de tout son petit pouvoir de se rendre compte des phénomènes de la vie.

Hélas! pauvres médecins, pauvres facultés, pauvres commissions, qui aviez travaillé laborieusement à enregistrer des contes de ma mère l'oie! vous aviez fait des histoires à dormir debout, et voilà que vous allez retourner à l'école de M. Didot, avec votre petit panier sous le bras, emportant le petit déjeûner destiné à soutenir le petit corps qui porte la petite tête dans laquelle s'agite le petit esprit qui doit s'appliquer à bien des petits travaux, pour acquérir la connaissance de la physiologie positive.

Tous ces cas, qu'on cite pour insuccès, ont eu lieu parce que le miasme épizootique avait pris possession de l'organisme AVANT ou PENDANT (la Commission ajoute : APRÈS; mais son rapport porte le cachet d'une observation incomplète et légère) l'incubation du virus inoculé.

Cette physiolosie positive est, il faut en convenir, une science bien belle et bien précieuse! Avec cette sublime découverte, il n'y a plus d'insuccès! Vous inoculez des bœufs à la queue : ils meurent comme si de rien n'était; vous leur couperiez la queue, qu'ils ne vivraient pas d'avantage. Vous ne les inoculez pas du tout; il n'en est ni plus ni moins. Enfin, de telle manière que vous vous y preniez, vos sujets tombent comme la grêle; il vous pleut des morts, et ceux qui ne sont pas morts, sont à l'agonie! Selon l'ancienne physiologie imaginaire, cela tendrait à prouver que l'inoculation ne leur a pas été extraordinairement favorable. Eh bien! voilà comme on a toujours été dans l'erreur! — Selon la physiologie positive, les choses vont tout autrement : la guérison ne prouve rien, et la mort pas d'avantage; au contraire même, plus les bœufs meurent, plus on leur prouve qu'ils n'en avaient pas le droit, qu'ils ont agi contre le bon sens, et qu'ils ne connaissent pas la physiologie positive.

De sorte que les triomphes sont des preuves de génie, et que les insuccès sont des triomphes!

Bien plus! l'étude de cette science incomparable vous dispense de toutes les autres études. Les questions les plus embarrassées sont élucidées en deux jours; les ordinaires, en deux heures, et les problêmes de la vie commune sont résolus deux minutes avant d'avoir été proposés.

Après cela, cette rapidité de conception dont nous faisons honneur aux adeptes de la physiologie positive, est peut-être particulière à M. Didot tout seul ?

Mais ne ferait-elle pas perdre la mémoire ? Je serais tenté de le croire, quand je lis ce passage, pag. 156, de la brochure de M. Didot :

Il est évident que, si au moment de l'inoculation, Le miasme pneumonique a déjà pris possession de l'économie, toute nouvelle infection naturelle ou artificielle restera sans effet.... Cette manière de voir est conforme, en tous points, aux faits observés par les expérimentateurs. Elle suffit pour se rendre compte de l'inefficacité des inoculations pratiquées, soit sur des animaux anciennement infectés et porteurs des lésions anatomiques d'une pleuropneumonie exsudative, heureusement combattue, soit sur des bêtes récemment atteintes et recélant le miasme épizootique à l'état d'incubation.

§ XIV.

Poussé par cette irrésistible besoin que possèdent les cœurs sensibles, d'attaquer tout ce qui, de loin ou de près, pourrait porter atteinte à la méthode de M. Willems, M. Didot fait un reproche à la Commission officielle, dont il faisait partie, de ne pas avoir même effleuré, dans son rapport, la question scientifique de la pleuropneumonie exsudative. L'honorable académicien ne pouvait ignorer cependant que, dans une de ses premières séances, la commission avait décidé *qu'elle s'attacherait exclusivement au fait pratique.*

Au reste, il a bien voulu nous rendre le service de remplir cette regrettable lacune en soumettant à un examen sérieux l'étude de cette maladie, rechercher ce qu'elle est, en quoi elle consiste, qu'elle est sa nature ?

Il débute par demander si cette affection est une maladie inflammatoire *simple*, ou bien si elle est de nature spéciale et présente des caractères *distinctifs ?*

« Si nous interrogeons les auteurs, et particulièrement les « Allemands, nous les trouvons UNANIMES, dit M. Didot, « pour reconnaître que la pleuropneumonie exsudative « est une maladie générale, *Totius substantiæ*, qui affecte « tout l'organisme, et dont les manifestations naturelles se » localisent dans les poumons et les plèvres, au moyen » d'une exsudation surabondante de lymphe plastique, qui » produit une HÉPATISATION COMPLÈTE de l'organe respira- » toire. »

Cette opinion est donc celle qu'adopte M. Didot. Cette unanimité, qu'il dit avoir remarquée chez les auteurs allemands, est loin d'exister. Si je me permets de m'exprimer ainsi, c'est uniquement pour faire remarquer que les savants, en général, dédaignent volontiers l'érudition, et que M. Didot, en particulier, ne s'abaisse pas à comprendre les idées de ses confrères.

Si M. Didot a lu les auteurs allemands, comme tout savant doit le faire, il les a très-mal compris, en leur prêtant la définition : que la pleuropneumonie exsudative serait une affection générale dont les manifestations naturelles se localisent dans les poumons et les plèvres, au moyen d'une exsudation surabondante de lymphe plastique, qui produit une hépatisation COMPLÈTE de l'organe de la respiration.

Si cette définition était vraie, cette maladie n'aurait pas une durée de dix à quarante jours. — Jamais, en Allemagne ni ailleurs, on n'a trouvé l'*hépatisation complète de l'organe respiratoire*, si ce n est dans les ouvrages de physiologie positive.

Mais, selon la physiologie imaginaire, on pourrait dire que, si la pleuropneumonie était une maladie générale, elle ne débuterait pas invariablement par le tissu cellulaire interlobulaire des poumons, pour delà se propager dans le tissu cellulaire sous-pleural, dans les lobules pulmonaires, ensuite dans les plèvres.

Les phénomènes qu'on rencontre dans toute l'économie sont consécutifs à la maladie spéciale qui débute TOUJOURS dans le tissu cellulaire des poumons.

Voyons maintenant comment M. Didot répond aux questions qu'il a posées, quels renseignements nouveaux jailliront de ses sérieuses méditations?

Aux divers écrivains qui ont traité de cette maladie, il fait des emprunts pour en donner une monographie nouvelle. Ainsi la définition, l'étiologie, l'évolution appartiennent à tout le monde.

Avec cette manière de procéder, on pourrait enseigner, sans études préalables, la théologie, le droit, etc. Mais c'est surtout lorsqu'il s'agit du diagnostic différentiel de la pleuropneumonie exsudative, que M. Didot se livre à de curieuses réflexions. — Les vétérinaires, selon lui, avouent leur impuissance à distinguer la pleuropneumonie exsudative de la pneumonie ordinaire. M. Didot possède-t-il cette habileté de diagnostic, qui saisit de prime-abord les caractères différentiels de la pneumonie ordinaire, de la pleuropneumonie exsudative, que le savant directeur-professeur de l'école vétérinaire de Bruxelles, M. Verheyen, a déclaré ne pas posséder? Je n'en doute pas, mais je serais très-curieux d'en avoir la preuve.

Ce n'est que par une cohabitation de tous les instants avec les bêtes bovines qu'il est possible, dit-il, de surprendre les modifications symptômatiques qui se produisent dans l'habitude extérieure de l'espèce bovine. Ces modifications échappent aux vétérinaires parce que leurs visites sont trop courtes. Les bouviers sont plus compétents parce qu'ils vivent en communauté avec les animaux, ils sont ainsi plus aptes à saisir les nuances symptômatiques qui font distinguer la pleuropneumonie exsudative de la pneumonie inflammatoire !!

On aura de la peine à comprendre comment M. le docteur Didot a pu recourir à un pareil argument pour combattre l'aveu de MM. Verheyen et Dèle !!

Pendant son court, mais fécond séjour à Hasselt, M. Didot a dû avoir de bien intéressantes et instructives conférences avec les bouviers de cette ville, pour leur reconnaître une si prodigieuse aptitude dans l'art si difficile de distinguer la pneumonie ordinaire de la pleuropneumonie exsudative ? Voyons ce qu'il nous apprend pour élucider cette partie de la pathologie ?

Dans la pleuropneumonie exsudative l'animal est triste, il ne mange plus, il a la tête penchée vers la terre, ses mouvements sont difficiles, incertains ; l'animal atteint de pneumonie ordinaire a le regard vif, il porte la tête et les narines hautes; son habitude générale indique une souffrance, mais la vie n'est pas déprimée !!!

Je m'attendais que M. Didot se serait livré à une étude plus approfondie des animaux malades et que ses recherches, aidées de la percussion et de l'auscultation, auraient été couronnées par la découverte d'un son pathognomonique nouveau ou d'un bruit inconnu, que la reconnaissance des vétérinaires n'aurait pas manqué de désigner par une expression bien caractéristique, comme celle de *tam tam* ou de *trompette*.

Mon attente a été trompée. M. Didot, afin de n'humilier personne par une supériorité d'aperçu qu'il a puisée dans l'étude de la physiologie positive, n'a écrit que des choses que tout le monde connaît; et il s'est bien gardé de rien indiquer, qui puisse faire supposer qu'il aurait une plus grande habileté que MM. Verheyen et Dèle, pour distinguer, de prime-abord, les deux espèces de pneumonie.

Sans avoir tenu ses promesses sur les moyens d'établir la distinction entre la pleuro-pneumonie exsudative et la pneumonie ordinaire, M. Didot passe aux lésions pathologiques auxquels il consacre une large place dans son travail.

Les détails qu'il donne paraissent, encore cette fois au point de vue de la physiologie imaginaire, entachés d'un vice capital :—celui d'avoir été écrits dans le silence du cabinet, sans avoir fait l'autopsie des animaux morts à la suite de la maladie, dont il a néanmoins cru devoir parler en maître; ainsi qu'il appartient aux grands hommes.

L'exsudation spéciale caractéristique de la maladie, nous en demandons bien pardon à M. Didot, présente TOUJOURS du pus. Non-seulement la masse gélatiniforme en contient mais dans le poumon lui-même on trouve très-fréquemment, à côté de l'hépatisation marbrée, de petits dépôts purulents qui me font admettre qu'il n'y a pas de pneumonie exsudative sans pneumonie inflammatoire concomitante.

Si M. Didot, qui s'est senti une vocation si subite, et une aptitude plus grande que celle de ses collègues, pour l'intéressante question de l'inoculation, avait vu un certain nombre de poumons atteints de pleuropneumonie, il aurait reconnu que rien n'est plus rare que l'absence du pus.

Cette fois encore son imagination ardente l'a conduit à ce que des gens, qui puisent leur science dans la pratique, au lieu de la puiser dans leur fauteuil, pourraient appeler une erreur.

§ XV.

Je ne professe pas, disait un jour M. Didot à l'Académie de médecine de Belgique, *un amour de fétichisme pour le microscope*. Mais, quand il s'agit des travaux de M. Willems, lorsqu'il faut lui donner raison, et accuser la commission de partialité, alors M. Didot devient amoureux du microscope, il le voit d'un tout autre œil et lui fait une petite place dans son cœur à côté de M. Willems. Il invoque les services du microscope, il s'en empare, il l'adapte à son œil, il ne le quitte plus et ne peut plus faire un pas sans son microscope. Malheur aux savants sur lesquels il le braque, son microscope devient un mousquet avec lequel il fusille indistinctement les savants, les ignorants et les incrédules. Toujours cependant sans attacher une bien grande valeur, comme produit ou comme cause de la maladie, aux corpuscules imaginés par M. Willems, il reproduit avec les mêmes clichés, qui avaient déjà illustré les prémices médicales du médecin de Hasselt, les trouvailles de cet inventeur.

Je laisse à la Commission et à M. le professeur Gluge, autorité bien compétente, le soin de faire connaître la vérité et de répondre si l'existence des corpuscules après avoir, comme l'affirme M. Didot, été constatée par tous les membres de la Commission, n'a été rejetée que par M. Gluge.

J'ajouterai encore une observation qui me paraît avoir certaine importance.

MM. Willems et Didot, qui ont une disposition toute spéciale pour les travaux microscopiques, comment n'ont-ils pas soumis au grossissement *le liquide pulmonaire*, le seul inoculable d'après eux ? Cette expérience aurait dû être le complément de leurs travaux sur cette question. A défaut de *corpuscules à mouvement moléculaire*, ils y auraient trouvé la confirmation des reproches dont j'ai accusé la méthode de M. Willems.

Pour celui qui voit et veut voir, le liquide contient des produits septiques.

Comment cette lacune n'a-t-elle pas été comblée par M. le docteur Didot qui annonce qu'il est, dans ce moment, occupé à rassembler de nouvelles observations destinées à compléter les travaux des Schelling, Henle, Siebold et Hameau ? S'il a étudié les travaux de tous ces expérimentateurs comme il a lu celui de M. le docteur Hameau qui n'existe qu'à l'état de manuscrit, déposé dans les archives de l'Académie impériale de médecine de Paris, depuis le 28 *mars* 1843 (l'illustre assemblée l'aura sans doute adressé à M. le docteur Didot pour avoir son avis), on doit attendre une appréciation bien approfondie des œuvres de ces savants.

§ XVI.

L'analyse, publiée par la Presse médicale française, du rapport que M. le docteur Londe avait lu, le 14 janvier 1851, à l'Académie de médecine de Paris sur un travail de M. le docteur Hameau, médecin inspecteur des bains à la Teste-de-Buch, département de la Gironde (*de la Nature des virus*), a fourni à M. le docteur Didot l'idée de présenter, à son tour, à l'Académie de médecine de Bruxelles, un *Essai sur la prophylaxie du cancer par la syphilisation.*

Le savant académicien me reproche d'avoir copié, dans cet essai, les développements que j'ai donnés à ma théorie de l'inoculation publiée dans ma brochure qui a paru, à Paris, au mois de juin 1853.

Pour bien préciser les termes de l'accusation de M. Didot, je les reproduits littéralement.

« J'ai cité maintes fois la brochure de M. le docteur de Saive, et j'ai rendu justice entière aux opinions scientifiques développées par l'auteur, quand, oubliant des prétentions impossibles, il se borne à traiter la question de l'inoculation elle-même. Malheureusement, ces éloges ont été tempérés par la nécessité où je me suis trouvé de signaler des tendances regrettables et une tactique que peu de personnes approuveront. Ainsi, maintenant encore, je suis forcé de dénoncer un de ces actes difficiles à caractériser, parce qu'ils sont incompatibles avec le sentiment de délicatesse innée qui nous enjoint de respecter la propriété d'autrui. Je m'explique.

La théorie adoptée par M. de Saive est celle de M. le docteur Hameau, telle que je l'ai exposée dans mon *Essai sur l'antagonisme du Cancer et de la Syphilis.*

(Le titre primitif était : *Essai sur la* PROPHYLAXIE *du Cancer* par la SYPHILISATION. Ceux qui ont lu ou liront l'accueil fait par l'Académie à ce travail de M. Didot, ne seront pas surpris du titre nouveau qu'il adopte aujourd'hui). De ce chef je n'ai rien à réclamer. Mais ce dont je me plains, c'est que la plupart des développements que M. de Saive a donnés à cette théorie, sont PRESQUE LITTÉRALEMENT COPIÉS dans ce travail et dans la discussion que j'ai soutenue à l'Académie royale de médecine de Belgique, pour justifier les opinions que j'avais émises, sans que l'auteur de la brochure ait cité une seule fois mon nom, ou la source à laquelle il avait puisé!..

C'est un oubli, sans doute, mais cet oubli est d'autant moins explicable en cette circonstance, que toute la brochure de M. de Saive, écrite en vue de la révendication de la priorité de l'inoculation, n'est, en réalité, qu'un plaidoyer en faveur de la propriété de la pensée; or, pour se montrer conséquent avec lui-même, l'auteur aurait dû, ce me semble, commencer par respecter les droits d'autrui!...

Il est permis d'emprunter, personne ne le nie, mais c'est à charge de rendre. M. de Saive a eu tort de l'oublier, car par cela seul il a fourni un argument formidable contre la légitimité de ses prétentions. »

(*Brochure de M. Didot, page* 201.)

Cette note n'a été écrite que pour être utile à la cause de l'inoculation. J'aimerais à le croire, si la forme et le choix des expressions ne décelaient un peu de mécontentement que M. Didot regrettera, j'en suis certain, dans un moment où il sera mieux disposé. Trop de qualités sont réunies à la fois chez M. Didot, pour le supposer capable de mêler à une discussion scientifique des questions qui y sont étrangères. Cela dit, j'examine la valeur du reproche qu'il m'adresse :

En 1855, ayant émis l'opinion que la pleuro pneumonie épizootique des bêtes bovines devait être attribuée à un virus, j'ai toujours cherché, dans toutes les publications qui ont traité cet important sujet, à m'éclairer sur une maladie qui n'a cessé d'occuper ma pensée.

Le remarquable travail de M. le docteur Hameau *sur la nature des virus*, le rapport de M. le docteur Londe, l'essai de M. Didot, de même que tous les écrits sur les virus et les maladies virulentes, avaient pour moi un trop grand intérêt pour me dispenser d'en prendre connaissance et de les étudier avec la plus grande attention. Ce besoin se justifie par la nécessité de m'éclairer sur une question qui faisait l'objet de mes études et de mes travaux depuis si longtemps et que je tenais à résoudre. Je ne répéterai pas ici comment un jeune confrère, profitant de l'idée que je lui ai communiquée, a cherché ensuite à me ravir la priorité que je n'ai réclamée qu'à cause de sa conduite à mon égard. M. Didot, qui s'est constitué le défenseur impartial de mon compétiteur, m'accuse maintenant d'avoir *copié presque littéralement* dans son *Essai sur la prophylaxie du Cancer* les développements donnés à la théorie que j'ai adoptée pour appuyer mon opinion sur la virulence et l'inoculabilité de la pleuropneumonie exsudative du bétail.

J'ai lu le travail de M. le docteur Didot, comme je vais le lui prouver.

Je n'ai jamais pensé qu'un écrivain, sous peine de passer pour pirate scientifique et de perdre ses droits à la justice commune, dût, chaque fois qu'il traite une question, indiquer les noms des auteurs des ouvrages où il a acquis les connaissances qui l'ont mis à même de former et de soutenir son opinion.

On ne doit citer que le nom des écrivains dont on reproduit l'opinion personnelle et particulière. Une pensée est une propriété pour celui qui l'a émise le premier. Dans le volumineux mémoire de M. Didot, on n'y trouve guère *qu'une seule* idée qui lui appartienne réellement, celle de donner, avec certitude, la syphilis à l'homme dans l'espoir de le préserver du cancer, autre maladie, assez rare heureusement pour l'humanité.

Je ne pense pas que le nombre de ceux qui voudront adopter cette opinion devienne jamais bien grand. Ce dont je suis certain, c'est que personne ne voudra se soumettre à l'essai proposé par M. Didot.

J'ai emprunté à M. le docteur Hameau sa définition des virus. Elle répondait à mes vues ; je l'ai reproduite textuellement, en laissant au docteur français le mérite de l'avoir émise, parce qu'elle était sa propriété. Devais-je en faire autant pour M. Didot ?

Si j'avais dit que *la Syphilisation artificielle prévenait le Cancer*, — *que la Syphilis et le Cancer sont incompatibles*, — *que le même sujet ne peut avoir la Syphilis quand il est atteint d'un Cancer*, — *qu'il fallait donner la Syphilis à l'homme pour l'empêcher d'avoir un Cancer*, — que la *vieillesse jouit d'une immunité manifeste contre la Syphilis et du privilége d'avoir un Cancer*, — Oh ! alors, ces opinions étant particulières à M. Didot, j'aurais commis une faute très-grave en ne laissant pas à mon savant condisciple tout le mérite et la gloire de ses assertions, qui sont bien sa propriété. Si même j'avais, comme il l'a fait pour expliquer le besoin de régénération des virus, comparé cet acte morbide *aux attérissements qu'on observe dans les rivières* — *ou à des essaims d'abeilles qui s'installent sur un arbre pour le quitter à un moment donné* ; si je m'étais servi de sa comparaison zoologique avec *la migration des oiseaux* ; — si, pour expliquer la localisation du virus, je lui avais emprunté sa comparaison nautique *avec l'encroûtement de la Carène des vaisseaux*, j'aurais évidemment manqué à un devoir impérienx en n'indiquant pas le seul écrivain au monde capable de faire ces ingénieux rapprochements.

L'acte inqualifiable, indélicat, inconséquent, inexplicable qui me procure un formidable adversaire, contre la légitimité de mes droits de priorité à la découverte de l'inoculation des bêtes à cornes, c'est..., puisqu'il faut l'appeler par son nom, un plagiat !!!

La comparaison du travail de M. Didot avec ma brochure fera disparaître tout ce bruit, cet orage, éteindre enfin cette chandelle romaine de la réclame du savant académicien Liégeois.

Dans tous les travaux de l'intelligence, comme ceux de l'écrivain, du poëte, du musicien, on y trouve des réminiscences involontaires que tous les savants, de la valeur de M. Didot, savent apprécier.

Si j'avais pu croire que l'illustre académicien attachait à ses paroles, à chacune de ses phrases, à chaque mot tombé de sa plume, une si grande valeur, une importance si considérable, j'aurais évidemment cherché l'occasion de placer son nom dans ma brochure, au risque de lui rappeler que son travail n'avait obtenu qu'un très-minime succès devant l'Académie de Belgique.

Pouvait-il en être autrement d'un mémoire où M. Didot s'est amusé à admettre comme vrais des faits controuvés, à placer des suppositions sur des analogies et des utopies sur des hypothèses.

Pour ma part, je suis désolé que l'attaque imméritée, dont j'ai été l'objet, m'ait mis dans le cas de légitime défense. Me forcer à rappeler le mémoire : *Essai sur la prophylaxie du cancer par la syphilisation*, n'est-ce pas m'exposer à une nouvelle accusation pour violation de sépulture.

Non, certes, je n'ai jamais pris aucune idée à M. Didot, et cela, par une excellente raison, bien facile à comprendre pour tous ceux qui ont parcouru ses ouvrages. Quant à reproduire des théories scientifiques qui appartiennent à la médecine et non à un médecin, j'ai pu les citer sans nommer les auteurs. Par la même raison qui fait, qu'en parlant français, je ne cite, ni la grammaire, ni l'inventeur de l'alphabet. — M. Didot a inventé la physiologie positive, c'est vrai! Mais, enfin, il n'a pas inventé la syphilis, et lorsqu'il expose des arguments tendant à procurer cette infirmité à tous ses concitoyens, il ne cite ni les auteurs dans lesquels il a étudié l'anatomie, ni ceux qui l'ont initié à l'économie sociale et à la logique.

§ XVII.

« Les subtilités d'un esprit ingénieux, dit M. Didot,
« peuvent sans doute rendre une polémique piquante ; mais
« jamais elles n'élucideront les grands points scientifiques
« dont l'étude réclame une maturité de jugement qu'on ne
« rencontre pas en général dans les publications relatives à
« l'inoculation. »

Il écrit encore, dans son mémorable essai sur la prophylaxie du cancer, qui a éprouvé quelques avaries pendant la traversée académique, essai dont j'ai recueilli quelques épaves. *Il n'est jamais permis à un écrivain qui se respecte d'émettre des opinions hasardées*, dit M. Didot.

Ces sentences, qu'on trouverait prétentieuses, si elles n'étaient sublimes, débitées magistralement, feraient croire que le chirurgien Liégeois n'écrit jamais que sur des sujets qu'il a étudiés, expérimentés et médités avec cette maturité de jugement qu'il ne rencontre dans aucun écrit sur la pleuropneumonie, pas même dans les travaux de ses collègues. Comment met-il ses sentences en pratique? Jamais, à l'appui de ses assertions, il n'apporte aucun fait puisé dans sa pratique particulière, ce qui paraît être la méthode fondamentale de la physiologie positive. S'il invente un instrument obstétrical, comme le diatrypteur dont il avait seul reconnu la nécessité, il n'a pas eu une seule occasion de le mettre en pratique. — Son volumineux mémoire sur le cancer contient, par contre, des idées que l'expérience repousse et que l'intelligence condamne. Au point de vue de nos faibles connaissances, en revanche, il ne renferme pas, à la manière des ouvrages vulgaires, une seule de ces observations pratiques qui ne servent qu'à éclaircir les questions, à appuyer les théories, à produire des méthodes utiles et à guérir les malades, comme font les ignorants qui ne jugent pas les choses avec la *matùrité* convenable.

Si l'aspirant professeur écrit sur la pleuropneumonie exsudative des bêtes bovines, il avoue qu'il n'a pas vu un seul cas de cette maladie dont il trace néanmoins la monographie avec une assurance qui ferait croire à une expérience consommée. En lisant cette curieuse partie de la brochure, où les caractères distinctifs et les lésions pathologiques sont décrits, on reconnaît que M. Didot ne fait de la pathologie que dans une bibliothèque, comme cela arrive naturellement à tous les grands hommes.

Si la commission officielle, composée d'hommes d'un mérite universellement reconnu, émet un avis, un doute, M. Didot lui oppose l'opinion des nourrisseurs qui sont aujourd'hui les hommes — affiches de M. Willems. — Si les vétérinaires apportent des faits puisés dans leurs expériences, M. Didot les accuse d'ignorance, d'incompétence et d'hostilité systématique. — Si, par hasard, mes opinions paraissent utiles à M. Willems, il les adopte ou s'en empare. — Si elles peuvent contrarier le médecin de Hasselt, il m'oppose l'autorité de M. le professeur Wellemberg. — Quand M. Wellemberg n'est plus d'accord avec M. Willems, c'est que le savant directeur de l'école d'Utrech a été maladroit, qu'il n'a pas acquis encore l'expérience ni suivi exactement les prudentes indications de M. Willems.

Une pareille manière d'argumenter peut, au premier aspect, paraître ingénieuse; toutes les subtibilités, toutes les contradictions qu'on rencontre dans l'ouvrage de M. Didot sont-elles la preuve d'un jugement mûri et réfléchi ? Révèlent-elles donc chez leur auteur une connaissance approfondie des objets qu'il a traités ? Ne sont-elles pas, au contraire, un témoignage éclatant de partialité? Quand j'ai reproché à la méthode de M. Willems d'être plus dangereuse que la pleuropneumonie elle-même, en introduisant dans l'économie des animaux des éléments putrides, M. Didot croit avoir refuté mon opinion en alléguant que *l'absorption purulente entraîne toujours la mort.*

Cette assertion n'est pas sérieuse sans doute, elle témoigne encore de la savante inexpérience pratique de M. Didot, qui ne l'aurait pas émise s'il avait fait quelques autopsies. Si sa clientèle médicale lui avait fourni de plus nombreux éléments d'observation, il aurait remarqué que l'absorption purulente n'est pas toujours suivie de mort.

J'ai avancé qu'un véritable virus, introduit dans l'économie par inoculation, ne pouvait affecter une marche *constamment irrégulière* lorsque les virus en général se distinguaient de toutes les autres causes de maladie, par la régularité de leurs symptômes révélateurs et la constance des mêmes lésions pathologiques qui étaient la conséquence de leur action sur les êtres organisés.

Cette objection, assez puissante pour montrer que la méthode de M. Willems repose sur une fausse pratique de l'inoculation, n'a pas échappé à la merveilleuse perspicacité de M. Didot; mais, fidèle à cette belle didactique (ne lisez pas tactique), qui consiste à ne répondre aux objections embarrassantes que par la citation de faits douteux, que fait-il? Il m'oppose une exception pour détruire une règle générale. Voici comment s'exprime le savant académicien :

« Où donc M. de Saive a-t-il vu que l'absorption des vi-
« rus détermine toujours des phénomènes fatalement sou-
« mis à une marche régulière? Ne savons-nous pas que la
« rage reste en incubation pendant une période qui varie
« de dix à quarante jours et plus? Or la rage est bien, je
« crois, une affection virulente. »

J'ai eu l'occasion d'observer fréquemment la rage chez le chien; une seule fois je l'ai vue chez l'homme (chez un colonel de l'armée belge, qui habitait la rue devant la Madeleine, à Liége. MM. les docteurs Lombard, de Lavacherie et moi, nous avons constaté qu'elle s'était manifestée, par ses symptômes habituels dix jours après la morsure d'un chien.) La rage se développe d'une manière beaucoup plus régulière que M. Didot ne le dit. Les livres qu'il a consultés renferment des exemples où la durée de l'incubation se serait prolongée pendant deux et jusqu'à dix ans; mais ce sont des exceptions bien rares, si tant est qu'elles se soient produites.

Toutes les affections virulentes offrent une régularité que tous les praticiens connaissent, et M. Didot ne m'a opposé cette exception que par suite d'une originalité d'esprit qu'on ne rencontre pas toujours à l'Académie.

Mes assertions sur la régularité des phénomènes d'une inoculation vraie sont donc fondées, conformes aux enseignements de la science; elles ont, en outre, le mérite de reposer sur un grand nombre d'opérations, étudiées et suivies avec attention et impartialité; M. Didot, qui n'y va pas par quatre chemins, n'a eu besoin que d'un trait de plume pour les renverser au moyen d'expériences bibliographiques et un séjour de quelques heures passées à Hssselt.

C'est magistralement réfuté.!!

§ XVIII.

Entre autres choses très-remarquables, la brochure du savant Académicien, que mes objections n'ont pu disposer à l'indulgence, contient ce passage :

« *Il faut convenir que M. de Saive a du malheur dans le*
» *choix de ses moyens, car s'il veut faire croire à la vertu de*
» *son* VIRUS PERFECTIONNÉ, *il faut qu'il renverse brutalement*
» *l'œuvre de M. Willems ; mais il ne s'aperçoit point qu'en*
» *agissant ainsi, il risque d'écraser la méthode inoculatrice*
» *elle-même*... Ces lignes ont une bien grande significatiou.

Il importe qu'elles ne passent pas inaperçues dans un travail, où, trop souvent, M. Didot a laissé dominer les sentiments qui l'ont iuspiré.

Tous les efforts pour anéantir les reproches adressés à la méthode de M. Willems, restant impuissants, M. Didot me donne l'avis charitable de prendre garde d'écraser l'inoculation et ma méthode, en renversant l'œuvre du médecin de Hasselt.

Je remercie beaucoup l'honorable écrivain de cette nouvelle preuve de sollicitude à mon égard; mais je lui répète QUE LA MÉTHODE DE M. WILLEMS ET LA MIENNE SONT DEUX CHOSES DIFFÉRENTES, QUI N'ONT DE COMMUN QUE LE NOM D'INOCULATION.

Pour se soutenir, l'une a besoin du concours de la réclame, de la manne du chantage, de la lumière des lampions, de l'ergotisme de la passion. L'autre brave les attaques, les défis, les détracteurs, se maintient sans le secours des interprétations forcées, s'explique par la science, se justifie par les résultats.

L'inoculation est une vérité, la méthode de M. Willems est une..... erreur.

Une chose évidente, encore, ressort de la brochure de M. Didot, c'est son impuissance à me contester la priorité de l'idée, et des premières expériences de l'inoculation préventive, de la pleuropneumonie exsudative du bétail.

Si je n'ai pas cru jusqu'à ce jour devoir rompre le silence et m'expliquer sur le virus, que M. Didot veut bien qualifier de perfectionné, il ne perdra rien pour attendre, le jour viendra où il s'apercevra que la passion est une mauvaise conseillère. Les faits lui prouveront que le virus contre lequel il épuise sa spirituelle ironie, est une vérité dont il ne se doute même pas. Sa volumineuse brochure et toutes les suppositions qu'elle renferme le prouvent.

Qu'il le retienne bien, l'inoculation triomphera de l'intrigue, de la partialité et du plagiat. — Je ne dis cela pour personne !

Ce n'est pas tout : Les nombreuses expériences que j'ai faites, pour prévenir la pleuropneumonie exsudative de l'espèce bovine, m'ont amené aux plus heureux résultats pour la cure du FARCIN DU CHEVAL, autre affection virulente incurable de l'espèce chevaline.

Je fais encore un secret de ce moyen, n'en déplaise à M. le docteur Didot et aux savants vétérinaires, qui ne guérissent pas cette redoutable maladie; ils me critiqueront, c'est leur droit; ils me blâmeront, c'est l'habitude.

Je n'ai pas la prétention d'anéantir cette propension, si fréquente, qui porte trop de savants à nier, à blâmer ou à trouver mauvais les résultats heureux obtenus par d'autres. J'ai pris mon parti, à cet égard, de laisser dire, de laisser faire. Provisoirement je prouve que MA MÉTHODE REND LES BÊTES BOVINES INHABILES A CONTRACTER LA PLEURO-PNEUMONIE EXSUDATIVE, QU'ELLE GUÉRIT LE FARCIN DE CHEVAL.

§ XIX.

DE LA PRIORITÉ.

Je pensais avoir donné des détails assez précis, détails appuyés de témoignages irrécusables sur l'histoire de la découverte de l'inoculation préventive de la pleuropneumonie exsudative des bêtes bovines, pour avoir le droit de révendiquer la priorité de cette heureuse application.

Mais je me trompais, M. le docteur Didot me dit que mes prétentions sont impossibles ! ! Serait-ce une indiscrétion de demander à M. Didot où il a puisé cette conviction ? Dans ma brochure il n'a abordé aucune de mes assertions relatives à la priorité; il eût été difficile de les combattre avec succès. Dans les affirmations de M. Willems ? mais tout le monde sait la confiance qu'on peut avoir dans les dires de ce médecin qui nie que, le 16 février 1851, je me sois rendu chez lui. Dans une brochure de M. Maris, page 20, on trouve cette note : *Dans sa brochure, M. de Saive dit avoir eu une entrevue avec M. Willems à Hasselt, le 16 février 1851. Cette date est exacte, moi-même j'ai conduit M. de Saive en la demeure de M. Willems.*

J'attache le plus grand prix à ce témoignage, parce que M. Maris, vétérinaire à Hasselt, est un homme d'une loyauté à toute épreuve, qui a su, par ses qualités privées et son incontestable talent, conquérir l'estime et la confiance de tous ses concitoyens.

En 1835, lorsque M. Willems avait 12 ans et demi, je m'occupais de médecine comparée, j'étais chargé de plusieurs cours à l'école de médecine vétérinaire de Liége. J'ai dit, dans ma brochure, comment j'ai été amené, dans mes leçons de thérapeutique générale et de pathologie, à entretenir mon auditoire de la pleuropneumonie des bêtes à cornes qui faisait, dans ce temps-là, de grands ravages en Belgique. J'ai dit aussi comment m'est venue la pensée de proposer l'inoculation pour prévenir une maladie incurable qui, par ses lésions, devait être considérée comme le résultat d'un empoisonnement par un virus.

J'étais, à l'époque de 1835, bien loin de viser aux honneurs d'une découverte. Je faisais des comparaisons, des analogies pour voir jusqu'à quel point on pourrait utiliser et mettre en pratique une idée due à Vicq d'Azyr, que j'avais trouvée dans les recherches historiques et médicales du docteur Husson, 1re édition de 1801, Paris, où on lit la note suivante du docteur Odier, extraite de la Bibliothèque Britannique, vol. XVI, page 289.

« Vicq d'Azyr désirait qu'on enseignât la médecine com-
» parée comme on enseigne l'anatomie comparée.

» ...... Jenner a inoculé la vaccine à plusieurs chiens.
» Cette inoculation a produit chez eux tous les symptômes
» de ce qu'on appelle maladie des chiens, mais d'une ma-
» nière si bénigne qu'il n'en est mort aucun.

» Tous se sont trouvés depuis inaccessibles à la conta-
» gion. Cette expérience, qu'il faut suivre, peut conduire à
» des découvertes de la plus haute importance... Qui sait
» si la pulmonie qui fait tant de ravages parmi les bêtes à
» cornes, ne pourait pas être prévenue aussi par quel-
» qu'artifice semblable à la vaccination. »

Je n'ai donc jamais pu avoir la prétention de me faire passer pour l'inventeur de l'inoculation connue depuis longtemps en thérapeutique, mais, pour tous les hommes de bonne foi, amis de la justice et de la vérité, j'ai le premier fait l'application de l'inoculation de la pleuro-pneumonie épizootique pour prévenir ce fléau, en puisant dans le poumon le virus convenable au succès de cette opération.

Je fais appel aux souvenirs et à la loyauté des élèves qui ont fréquenté mes cours à l'école vétérinaire de Liége. En présence de la spoliation morale dont M. Didot voudrait me rendre victime, qu'ils déclarent la vérité — qu'ils disent : si en traitant des médications débilitantes, stimulantes et révulsives appliquées aux organes de la respiration, j'ai appelé leur attention sur la pneumonie épizootique. Si après avoir montré l'inutilité du tartre émétique et des émissions sanguines, etc., je n'ai pas conclu que des lésions anatomiques aussi promptes et aussi étendues étaient le résultat d'un virus contre lequel je proposais l'inoculation telle qu'elle avait été pratiquée pour prevenir le typhus contagieux, le claveau du mouton. Les détails dans lesquels je suis entré, pour signaler que les maladies virulentes ne se produisent qu'une fois et qu'en médecine humaine on avait souvent recours à l'inoculation, ont fait une impression assez grande sur l'esprit de mes auditeurs pour qu'ils en aient conservé le souvenir.

J'attends donc de la loyauté de mes anciens élèves, un témoignage consciencieux, je les prie d'adresser leur déclaration à l'Académie royale de médecine de Belgique.

M. Didot, qui a très-peu de sympathie pour les vétérinaires belges, qu'il accuse d'ignorance et d'imcompétence, n'attachera qu'une bien mince importance au témoignage d'hommes qu'il considère comme ennemis de tous progrès et systématiquement hostiles à une découverte destinée à rendre service à l'agriculture.

Peu importe, ils doivent surmonter toutes répugnances, — il faut que la partialité, l'imposture et le plagiat succombent devant une manifestation qui n'empruntera rien au charlatanisme de la camaraderie, mais qui prendra sa source dans des sentiments de justice et de vérité. Une telle manifestation sera accueillie par l'Académie royale de médecine de Belgique, où déjà la voix de M. le professeur Lombard s'est faite entendre pour réclamer la paternité de la découverte en ma faveur.

Voici comment s'est exprimé le savant professeur à l'Université de Liége, M. Lombard :

« .... S'il s'agissait du mérite de la découverte, une autre
« question se présenterait, ce serait celle de la priorité, et
« je viendrais la réclamer pour un autre.... Ce n'est pas
« ainsi, nous devons le déclarer, qu'à fait M. de Saive, qui,
« en 1836, inocula le premier, avec ma coopération, la
« pleuropneumonie épizootique des bêtes bovines. »

..... Nous ne persistons pas moins, en présence des mutilations étendues et nombreuses de la queue des bêtes bovines, à réclamer fortement en faveur de l'idée mère, l'idée première d'inoculation, celle qui, en 1836, a porté M. de Saive à inoculer au fanon.... Sans vouloir entrer, pour le moment, dans la discussion de priorité, nous devons à la vérité de consigner ici un fait remarquable qui nous a été révélé à Malaxhe, en présence de MM. Davreux, secrétaire de la Commission médicale, Lacour, médecin vétérinaire du gouvernement, et H. Boens, mon chef de clinique. M. Collette, fermier à Malaxhe, nous racontait qu'il avait, en 1840, perdu tout son bétail, composé de quarante-cinq bêtes, par suite de la pleuro-pneumonie; « mais n'aviez-vous pas connaissance de l'inoculation ? » Oh oui ! me répondit-il, M. de Saive m'a proposé bien des fois d'inoculer mes bêtes, mais je n'ai pas voulu le laisser faire, et j'ai tout perdu.» (Une circonstance qu'il est bon de noter, c'est que les deux vaches qui m'appartenaient furent inoculées, dans le même moment, et qu'elles ont seules bravé le fléau qui a enlevé leurs voisines.)

Eh bien! en présence d'une déclaration aussi solennelle, faite par un des homme les plus considérables de la Belgique, le professeur Lombard, dont la loyauté et la justice égalent le talent, M. le docteur Didot, qui a entendu et lu les paroles que je viens de transcrire littéralement, cherche à faire croire que *c'est M. Lombard qui a parlé de la possibilité d'inoculer la pleuropneumo-*

nie épizootique, dans des conférences publiques antérieures à 1836 ; mais sa modestie l'a empêché de rappeler un fait qui doit être présent encore à la mémoire des anciens élèves de l'école vétérinaire de Liége. M. Didot a donné assez de preuves des sentiments qui lui ont inspiré sa brochure — pour que je doive refuter très-longuement ce paragraphe.

M. Lombard a été un des fondateurs de l'école vétérinaire de Liége ; son nom a figuré sur le programme. Le ministère de 1835 lui ayant fait comprendre qu'il ne pouvait pas cumuler les fonctions de professeur de clinique à l'Université avec...., M. Lombard n'a pas ouvert son cours à l'école vétérinarire et n'a pas entretenu les élèves de la possibilité d'inoculer la pleuropneumonie. — M. le professeur Lombard est placé trop haut dans l'estime de ses concitoyens et dans la considération de ses collègues pour descendre jusqu'à épouser les passions de M. Didot.

Les adulateurs exercent sur certains esprits une certaine inflnence, en éveillant leur amour-propre; mais supposer qu'un homme parvenu par son travail, son talent et tant d'autres qualités, à la plus haute position médicale de la Belgique, supposer que M. le professeur Lombard pourrait céder à de si perfides instigations, que de rétracter ses déclarations académiques, c'est une véritable injure que peuvent se permettre ceux qui n'ont pu l'apprécier, ou qui ne l'estiment qu'en raison des services de clientèle qu'ils en ont espéré en quittant leur ville natale, pour se placer dans son voisinage.

« Les homme justes et impartiaux, dit le savant directeur de l'école d'Alfort, M. Renault, rendent justice à ceux qui ont émis les premiers l'idée d'une invention utile quand bien même ils n'auraient pas fait de nombreuses applicattons. »

Cet avis est trop juste, M. Didot ne pouvait le partager.

---

§ XX.

Le *Journal d'agriculture pratique* fournissait à **M.** le docteur Didot, une trop belle occasion de m'attaquer pour ne pas reproduire dans sa savante et impartiale brochure, tout ce que M. le professeur Bouley avait publié à mon intention, dans sa chronique vétérinaire du 5 septembre 1853.

Mais le savant académicien belge, — oubliant ce passage de son travail : « *Il ne suffit pas, pour être juste et impartial, de montrer une complaisance exagérée en faveur de l'accusation ; il faut aussi respecter les droits de la défense, et ne point exagérer les cas d'insuccès, sans rechercher s'ils sont bien ou mal interprêtés* (page 43), a trouvé bon, par esprit d'impartialité et de justice, de reproduire l'accusation sans dire un seul mot de ma défense. »

Cette manière d'agir du très-illustre, et très-impartial académicien, m'oblige à consigner ici la réponse insérée dans le même journal, qui avait publié la chronique vétérinaire de M. H. Bouley.

Monsieur,

Vous avez publié, dans le numéro du 5 septembre, la Chronique vétérinaire de M. H. Bouley, Chronique dans laquelle le professeur d'Alfort s'étonne de la divergence des opinions émises en Prusse, en Hollande, en Belgique, sur l'importante question de l'inoculation préventive de la péripneumonie exsudative des bêtes bovines. Il n'y a pourtant rien de bien extraordinaire dans ces divers résultats, car la prétendue invention de M. Willems, la seule dont on se soit occupé, comme nous l'avons démontré dans nos diverses publications sur cet objet, ne pouvant donner qu'*accidentellement* de bons résultats, on devrait être bien plus surpris si partout elle fournissait les mêmes appréciations, si dans tous les cas on pouvait en tirer des conclusions identiques.

M. Bouley se faisant ensuite l'écho des rapports inexacts et peut-être malveillants sur des expériences d'inoculation tentées dans les environs de Paris, avec notre coopération, profite de son rôle de chroniqueur pour nous adresser une leçon dont nous tâcherons de tirer avantage pour l'avenir.

Voici comment s'exprime le savant professeur, en s'adressant aux agriculteurs dont les intérêts paraissent exclusivement le préoccuper :

« .... *Il faut surtout qu'ils se tiennent en garde contre les manœuvres de certains spéculateurs qui commencent à s'emparer de cette matière et cherchent à l'exploiter. Ainsi, il nous est revenu qu'à Paris une Société se serait constituée pour la propagation de l'inoculation de la péripneumonie par un procédé dont elle veut garder le secrèt. Cette Société garantirait aux nourrisseurs, moyennant la somme de vingt francs par tête inoculée, non pas les suites de l'opération en tant qu'opération, mais ses résultats comme moyen préservatif de la péripneumonie pendant un an au moins.* »

Dans ce paragraphe il y a presque autant d'erreurs que de mots. Laissons parler les faits.

Un vétérinaire français, M. Thiébaut, diplômé à l'école d'Alfort en 1837, qui a exercé la profession de vétérinaire dans le département de l'Yonne où il cumulait, en même temps, les fonctions de professeur à une école d'agriculture, se trouvait en Belgique (1852) lorsque les journaux signalèrent à l'attention du monde agricole l'inoculation préventive de la pleuropneumonie exsudative. Cherchant à s'éclairer sur la valeur de cette découverte, M. Thiébaut visita notre pays, où il ne tarda pas à apprendre que nous étions l'auteur de cette innovation, dont M. Willems se faisait le plagiaire. Pour comparer les résultats de la Belgique avec ceux obtenus par la méthode que nous expérimentions, à cette époque, en Allemagne, M, Thiébaut se rendit en Prusse, où il visita plusieurs propriétaires dont les animaux avaient été opérés par nos soins. Il apprit les heureux succès de l'inoculation dans des localités où depuis très-longtemps le fléau était enzootique. A son retour en France, M. Thiébaut, édifié sur la valeur de notre découverte, nous parla pour la première fois ; il était accompagné d'un de ses confrères, M. de Chatrete, diplômé aussi à l'école d'Alfort la même année (1836) que M. le professeur Bouley. M. de Chatrete a exercé la médecine vétérinaire, pendant treize ans, dans le département de la Nièvre. Dans l'Yonne et dans la Nièvre, ces messieurs ont eu de belles occasions d'acquérir des connaissances pratiques de la médecine du bœuf, qui ne s'enseigne que théoriquement à l'école d'Alfort. MM. Thiébaut et de Chatrete nous proposèrent de faire, en France, un certain nombre d'expériences nouvelles. Comprenant et appréciant les motifs qui nous obligeaient à tenir encore notre découverte cachée, ils ne cherchèrent jamais à surprendre ce que nous ne voulions pas leur révéler.

De nombreuses expériences furent faites avec notre coopération, et toutes ont été pratiquées dans les plus fâcheuses conditions d'enzootie. A peine nos essais avaient-ils été commencés, que certaines personnes cherchèrent à ébranler la confiance des propriétaires par des propos que ni l'intérêt de la science, ni celui de l'agriculture ne pouvaient inspirer. L'immixtion de ces imprudents prophètes eut ce résultat, qu'à l'époque de la reproduction du virus, des propriétaires se refusant à laisser toucher leurs animaux pour le traitement, plusieurs cas de mort eurent lieu par défaut de soins consécutifs. Nous ne dirons pas le genre de moyens employés pour provoquer des actions en dommages intérêts contre des confrères qui n'attendaient de rémunération qu'après qu'il aurait été bien établi que les animaux opérés pouvaient braver impunément le fléau contagieux. Il faut s'être fait une idée bien étrange de la responsabilité médicale, il faut être bien ignorant ou bien mauvais confrère pour croire ou faire croire à la possibilité de la réussite de réclamations formulées dans des conditions comme celles que nous venons de rapporter !

Comment, dans une Chronique vétérinaire, M. le professeur Bouley, qui porte un nom qui est presque synonyme de délicatesse, de talent, peut-il rapporter une si grossière erreur ? Le savant professeur guérit-il donc tous les animaux confiés à ses soins ? Que dirait-il de ses rivaux, de ses concurrents envieux de son savoir, cherchant à ameuter contre lui les propriétaires des animaux que toute sa science n'a pu enlever à la mort ?

Poursuivons :

« *L'inoculation du virus se ferait à la région du fanon, à l'aide de piqûres et d'incisions. Or, telle est l'acuité du virus de la péripneumonie, que son inoculation, partout ailleurs qu'à l'extrémité de la queue, peut entraîner les accidents les plus redoutables.* »

M. le professeur Bouley a encore été très-mal renseigné sur la méthode suivie, en annonçant que les opérations ont été pratiquées par *des incisions*. Depuis dix-huit ans, nous avons pratiqué un très-grand nombre d'opérations, et nous pouvons affirmer n'en avoir fait *aucune* par incision.

Pour justifier le choix du fanon, nous devrions entrer dans des détails trop longs, qui sont consignés dans nos écrits, où nous disons que des raisons pratiques nous font choisir quelquefois la queue, quelquefois le fanon.

La conclusion tirée de l'acuité du virus ne nous a pas peu étonné de la part d'un savant aussi distingué que M. Bouley, qui laisse croire qu'un virus est plus actif, déposé dans le fanon que dans la queue. Personne ne doit mieux savoir que lui qu'un virus ne perd jamais de sa force, de sa virulence, de sa manière propre d'agir, de sa spécialité d'action. Les maladies virulentes sont trop fréquentes chez les animaux, elles occupent une trop grande place dans les cadres de la nosologie vétérinaire, pour supposer que l'étude des virus aurait été négligée par M. Bouley qui paraît, au contraire, en avoir fait une classification nouvelle, si nous avons bien lu l'expression de *virus fixe* qu'il donne dans la même chronique au virus producteur du charbon.

« *Les expérimentateurs de la société propagandiste de Paris ont-ils été plus heureux que ceux qui les ont précédés en pratiquant l'inoculation du fanon? Nous ne le croyons pas, si nous en jugeons par quelques faits qui ont été communiqués à la Société impériale et centrale de médecine vétérinaire dans sa séance du mois de juin dernier par deux de ses membres, MM. Prudhomme et S. Bouley. Il résulte des renseignements donnés à la Société par ces deux vétérinaires, que l'inoculation pratiquée au fanon, d'après le procédé secret de ceux qui se sont faits les propagateurs de cette méthode, dans un but qui n'est peut-être pas celui de l'intérêt de la science et de l'agriculture, a été suivie d'accidents graves.* »

La question de la pleuropneumonie, dont nous nous occupions lorsque M. H. Bouley se trouvait encore sur les bancs de l'école, mérite à tous égards la sollicitude des hommes d'État, des agriculteurs et des écoles vétérinaires.

Nous avons dit, dans notre brochure, comment, en Belgique, on avait cherché à nous enlever la priorité de nos travaux, et pourquoi nous avions choisi l'Allemagne pour y faire des expériences.

En venant en France, pour faire donner à notre découverte le baptême d'un gouvernement intelligent et d'une nation généreuse, nous savions que toute excursion sur le domaine des sciences vétérinaires serait systématiquement considérée comme une usurpation, et quelle opposition toute idée nouvelle est sûre de rencontrer chez quelques professeurs chargés de l'enseignement vétérinaire.

De trop nombreux exemples antérieurs nous avaient avertis que c'était s'exposer à être accusés d'empirisme, etc.

Tout le monde sait que la médecine est née des essais soit utiles, soit préjudiciables, et que c'est aux dépens de nombreuses victimes qu'elle s'est instruite des choses pernicieuses comme des salutaires. Tout le monde sait encore que la plupart des découvertes n'ont pas été faites par les gens dits *du métier*. Ainsi, la découverte de la vaccine est due à un pasteur protestant; celle de la clavélisation du mouton, qui a eu pour adversaires presque tous les vétérinaires et que tous pratiquent aujourd'hui, appartient à un paysan. Les plus précieux modificateurs dont le médecin dispose, par exemple, le quinquina, le camphre, l'opium, etc., etc., nous viennent des barbares les plus ignorants, qui les employaient avec succès avant nous.

L'école d'Alfort, nous aimons à ne pas en douter, a enrichi la science de nombreuses découvertes, mais ne reste-t-il plus rien à faire? Suffit-il de blâmer l'empirisme et d'employer les moyens qu'il vous a indiqués? Les maladies qui, du temps de Bourgelat, étaient incurables, la médecine vétérinaire d'aujourd'hui en triomphe-t-elle?

A quoi doit-on attribuer la préférence que trop souvent les cultivateurs accordent aux empiriques? Pourquoi la castration des animaux réussit-elle, pratiquée par les empiriques, et échoue-t-elle presque toujours dans les écoles vétérinaires? Il y aurait là matière à de nombreuses observations qui nous entraîneraient trop loin aujourd'hui. Nous y reviendrons.

Reprenons notre sujet.

Si des vétérinaires désireux de s'initier à la pratique d'une opération utile se sont adressés à nous, et ont généreusement secondé nos efforts, ont-ils donc commis une faute si grave?

Si la qualification d'*expérimentateurs propagandistes* s'adresse aux vétérinaires français, nos collaborateurs, ils doivent s'en énorgueillir autant que les écoles dont ils ont été les élèves et où ils ont puisé le goût de la science et le désir de ces utiles applications. Si cette élégante expression cache un reproche pour nous, nous l'acceptons avec reconnaissance, car on peut et on doit être heureux et fier d'être l'auteur et le propagateur d'une grande découverte. Nous aimons le progrès et nous avons très-peu de sympathies, nous l'avouons, pour l'immobilité. Dans ce temps, tout ce qui n'avance pas recule.

Le vulgaire agricole, qui tient beaucoup moins aux éternelles dissertations sur la contagion ou la non-contagion de la morve qu'à la cure de cette maladie, et qui préfère la guérison de ses animaux aux plus éloquentes leçons, ne pourrait-il pas un jour adresser aux écoles vétérinaires cette simple demande :

Messieurs les professeurs,

Du temps de nos aïeux déjà, le cheval et le bœuf, les seuls animaux domestiques dont vous vous occupiez, étaient atteints comme aujourd'hui de la morve, du farcin, de la pousse, du typhus contagieux, du charbon, de la péripneumonie ; ces terribles maladies continuent à être mortelles ; elles ne sont pas moins fréquentes aujourd'hui que jadis. Soyez assez bons, messieurs les professeurs, vous qui avez fait de ces fléaux l'objet de vos longues études et de vos savantes discussions, de nous indiquer le moyen de les rendre plus rares ou de les guérir quelquefois. Nous vous tenons quittes, Messieurs, des autres maladies que nous guérissons nous-mêmes sans avoir été vos disciples?

Nous n'avons pas l'avantage de connaître les deux vétérinaires qui ont fait à la Société, dont ils sont membres, des communications sur le danger des inoculations pratiqueés au fanon, par un procédé secret, dont ils ont néanmoins entretenu l'assemblée.

M. Prudhomme, dont il s'agit dans la Chronique, serait-il l'élève de Brard et Saint-Omer, expert assermenté près les cours et tribunaux, dont le spirituel H. Monnier a tracé le portrait? Dans ce cas, son rapport devrait présenter des garanties d'impartialité ; ou serait-ce le même M. Prudhomme qui a reconnu et constaté l'efficacité du *vinaigre sternutatoire*, administré dans les naseaux des bêtes bovines pour les guérir de la pleuropneumonie exsudative? Dans cette dernière supposition, nous devons le considérer comme très-peu compétent sur les questions de pleuropneumonie. Voici nos raisons :

Les animaux guéris par M. Prudhomme à l'aide du *vinaigre sternutatoire* n'étaient pas atteints de pleuropneumonie, cette maladie étant le résultat d'une lésion pathologique au-dessus des ressources de la polypharmacie. La bizarrerie d'une composition où l'on s'amuse à associer le nitre, le zinc, l'alun, la potasse, le poivre, la cannelle, etc., n'ajoute rien à sa valeur thérapeutique. Dans la Chronique vétérinaire du premier semestre 1852, insérée dans le *Journal d'agriculture pratique*, M. le professeur H. Bouley recommande aussi, comme un moyen à la fois préventif et curatif de la péripneumonie du gros bétail, le VINAIGRE STERNUTATOIRE *administré en guise de prise aux bœufs pneumoniques !*

Doit-on s'étonner encore de voir contester à la médecine vétérinaire son utilité ! La concurrence que les empiriques lui font dans les campagnes, d'où provient-elle ?

« *On ne saurait trop blâmer les gens dont la mission professionnelle est de propager avec désintéressement les bonnes doctrines et les pratiques utiles, et qui font métier de les exploiter dans un intérêt privé tout actuel.* »

Nous n'avons pu nous défendre d'un sentiment pénible en entendant le savant professeur employer un pareil langage pour stigmatiser des faits qu'il ne connaît pas, pour chercher à discréditer une découverte dont il n'a pas la moindre idée. M. Bouley paraît avoir confiance dans la dangereuse et impuissante méthode opératoire de M. Willems, qui n'est qu'un monstrueux avorton de notre découverte, qui n'a de commun avec celle de notre maladroit plagiaire que le nom. Entre la méthode de M. Willems et la nôtre, il y a toute la distance qui sépare la vérité de l'erreur.

Sans autres motifs, pensons-nous, que le mécontentement de nous voir conserver le secret de notre découverte, le savant professeur nous blâme, nous « *dont la mission professionnelle*, dit-il, *est de propager avec désintéressement les bonnes doctrines et les pratiques utiles, et qui faisons métier de les exploiter dans un intérêt privé tout actuel.* »

Sans doute, la profession de médecin l'emporte sur toutes par l'utilité, et elle ne le cède à aucune autre par l'élévation des objets dont elle s'occupe ; aussi pensons-nous ne nous être jamais écarté des devoirs nombreux qu'elle impose. Nous avons toujours pensé qu'un médecin se devait à ses semblables, et que celui qui, assez heureux pour découvrir un moyen capable de prévenir un fléau, comme le choléra, par exemple, s'obstinerait à conserver le secret de sa découverte, serait un charlatan indigne d'exercer la noble profession de médecin. Mais, entre la médecine qui a l'homme pour objet et la médecine vétérinaire qui s'occupe des brutes dont l'entretien, l'amélioration et la conservation constituent une industrie, il y a une distinction qui paraît avoir échappé à l'attention et à la perspicacité du savant rédacteur de la Chronique vétérinaire du *Journal d'agriculture pratique*. Pour notre compte, nous professons un trop profond mépris pour tous les genres de charlatanisme pour laisser sans réponse les observations de M. le professeur Bouley.

Nous avons assez vécu pour avoir observé que le charlatanisme, variant sa physionomie, s'insinue partout, quelquefois même il se glisse jusque dans l'enseignement. Ainsi il y des charlatans de politique, de religion, de savoir, d'esprit; ce qui a fait dire que, pour bien les connaître, il faudrait les classer comme Linnée et Jussieu ont fait des plantes. On pourrait en faire des ordres, des genres, des variétés, tant ils sont nombreux, tant ils se présentent sous des formes différentes. On en voit qui, pédantesquement, cherchent à occuper l'attention publique, en attaquant et en cherchant à étouffer, à leur apparition, jusqu'aux idées les plus utiles. Cette variété de charlatans n'est pas la moins dangereuse, car elle remplit les fonctions d'éteignoirs, elle forme barrière au progrès dont les efforts échouent si souvent contre la borne qu'on appelle la routine. On a vu des médecins attaquer la vaccine; des vétérinaires contester à la morve et à la pleuropneumonie exsudative des bêtes à cornes leur principe contagieux; des physiciens dénier au télégraphe électrique la possibilité de transporter la pensée; mais la puissance de la vérité est telle qu'elle finit toujours par franchir les barrières que le charlatanisme, l'ignorance ou l'incrédulité cherchent à opposer à sa manifestation, à son triomphe.

L'homme qui consacre sa vie à l'étude, qui en fait sa passion dominante, son bonheur, qui s'occupe du plaisir de faire une découverte qui a pour effet d'arriver à un resultat utile, inespéré par ceux auxquels l'Etat a confié la mission de faire progresser la science; celui-là n'est pas un charlatan, car il ne craint pas l'examen, il cherche au contraire les discussions approfondies qui éclairent, celles-là seules qui sont utiles.

Une idée est et doit être la propriété de celui qui la possède le premier, elle lui appartient. Il est le maître de la divulguer ou de la conserver aussi longtemps qu'il juge nécessaire de la tenir cachée. Elle lui appartient à bien plus juste titre que le domaine dont le seigneur hérite de sa famille, car ce domaine n'ayant pas été fait par et pour lui, un autre en jouirait s'il ne l'avait reçu par héritage. L'inventeur qui a fait une découverte en est donc le maître absolu.

Quand il s'agit d'industrie mécanique, l'auteur d'une découverte peut garantir sa propriété par un brevet, et parce qu'il s'agit d'une invention qui intéresse l'industrie agricole, en garder le secret serait, aux yeux de M. le professeur Bouley, un acte de charlatanisme? Etrange erreur ! !

Quand, dès l'année 1835, nous avons émis l'opinion que l'inoculation pourrait bien prévenir la pleuropneumonie exsudative des bêtes bovines, que la médecine vétérinaire ne guérissait pas plus alors qu'aujourd'hui, nous étions loin de prévoir que la série de travaux auxquels nous allions nous livrer, pour vérifier la valeur de notre assertion, devraient éveiller un jour de si illustres susceptibilités; nous ne nous attendions pas à les rencontrer dans les rangs des professeurs vétérinaires. Si à cette époque, déjà reculée, nous avions pu deviner qu'en 1852, M. le professeur H. Bouley aurait recommandé, pour prévenir et guérir le fléau, le *vinaigre sternutatoire* administré dans une cassolette; si nous avions entrevu que l'avenir ne réservait à nos efforts que le blâme du savant professeur, nous nous serions sans doute arrêté. Mais, après dix-huit années d'essais qui nous ont conduit à la conquête d'une vérité utile, après nous avoir vu contester la paternité de notre enfant, nous avons résolu de nous roidir contre tous ces petits désagréments. On sait que toute vérité qui vient au monde, doit renverser mille erreurs, écarter autant d'ambitieux pour accuper une petite place au soleil. Aussi, nous sommes bien décidé à ne pas la laisser étouffer par la coalition des routiniers qui, dans tous les pays, faisant la guerre à toutes les inventions, sont considérés comme les freins du char du progrès. Nous garderons le secret de notre découverte jusqu'à ce qu'on ait fait justice de l'usurpateur. Ce jour là l'invention pourra tomber dans le domaine public.

En attendant, nous exploiterons notre idée. Que M. Bouley ne trouve pas cette conduite désintéressée, qu'il nous blâme de voir attacher une rémunération à des services constatés, qu'il fustige l'égoïsme, qu'il flétrisse l'*auri sacra fames*, nous en serons désolé, sans doute; mais qu'il nous permette, à notre tour, de lui faire cette petite observation :

Pourquoi M. Bouley, si généreux, si désintéressé ; lui, attaché au râtelier du budget ; lui, qui doit à l'Etat son temps et son savoir ; pourquoi a-t-il cessé de faire des expériences, depuis que M. le ministre ne soutient plus son ardeur scientifique par une nouvelle ration, sans laquelle tous les sacrifices antérieurement faits seront stériles ?

Quand un fonctionnaire salarié tient un pareil langage, a-t-il bien le droit de donner, dans la même Chronique, des leçons de désintéressement à ceux qui depuis dix-huit ans ont fait des milliers d'opérations à leurs frais, et qui ont poussé l'abnégation et le dévouement jusqu'à indemniser les victimes de leurs expériences?

L'inoculation comme nous l'entendons est une chose utile, une découverte précieuse, voilà ce que nous avançons. Cela est ou cela n'est pas.

Des faits nombreux établissent que les animaux que nous avons inoculés deviennent insensibles à l'action du fléau, jusqu'ici sans remède ; qu'ils prospèrent à côté d'autres animaux non opérés qui succombent.

Pour contester notre affirmation avec loyauté, lui dénier sa valeur, il faudrait au moins savoir en quoi consiste notre découverte que nous avons, non sans raison, tenue secrète. L'offre de sa communication et de sa démonstration gratuites ayant été faite à tous les gouvernements, il est bon qu'on sache qu'ils y ont répondu par le silence, l'indifférence ou le refus.

Paris, 15 septembre 1853.

Docteur de Saive,

Ancien représentant à la Chambre belge,
Membre correspondant de la Société centrale d'agriculture de France, etc.

Cette lettre est restée sans réponse jusqu'à ce jour.

J'ai appris, depuis sa publication, de bien curieux détails que je me réserve de faire connaître dans un autre temps.

Puisque M. Didot, qui cultive la science avec amour et conscience, et qui ne publie jamais rien à la légère (c'est lui qui le dit), n'a pas trouvé bon de faire connaître ma réponse à M. le professeur Bouley, ni les résultats définitifs des opérations faites en France, par ma méthode et mon virus perfectionné, j'ai l'avantage de l'informer que *pas une seule bête inoculée n'est morte de la pleuropneumonie dans les mêmes étables où les animaux non inoculés succombent tous au fléau après quelques mois de séjour*.

M. Didot, le savant historiologue des bêtes à cornes, a eu raison dans l'avant-propos de son impartiale brochure dédiée au Prince royal de Belgique, de réclamer l'indulgence de ses lecteurs. — Il en avait grand besoin.

Paris, 24 décembre 1853.

Docteur DE SAIVE.

www.ingramcontent.com/pod-product-compliance
Ingram Content Group UK Ltd.
Pitfield, Milton Keynes, MK11 3LW, UK
UKHW021819190726
13853UKWH00003B/1066